Ambulanciers :
la mémoire oubliée

Romaric Bardet

Ambulanciers : la mémoire oubliée

Les ambulanciers à travers l'Histoire

L'Harmattan

5-7, rue de l'Ecole-Polytechnique, 75005 Paris
http://www.editions-harmattan.fr
ISBN : 978-2-14-029106-7
EAN : 9782140291067

*« Celui qui ne sait pas d'où il vient ne peut savoir où il va, car il ne sait pas où il est.
En ce sens, le passé est la rampe de lancement vers l'avenir. »*

Otto de Habsbourg-Lorraine (1912 - 2011)

Préface

de Madame Sylvie Morel
Maîtresse de conférences en sociologie et chercheuse au CENS, Université de Nantes.

Un ambulancier prend la plume ! Ce fait est suffisamment remarquable pour être souligné tant la littérature consacrée à l'histoire de l'organisation des secours d'urgence dans laquelle s'inscrit celle des ambulances est dominée par des auteurs issus de la profession médicale. De fait, l'histoire des ambulanciers est restée jusqu'à présent dans l'ombre de celle de la médecine, maintenant ainsi dans l'invisibilité cette profession peu (re) connue du grand public et des professionnels de santé qu'ils côtoient pourtant au quotidien. Ce constat a conduit Romaric Bardet, ambulancier devenu formateur en Institut de formation des ambulanciers, à quitter provisoirement l'uniforme d'ambulancier pour endosser celui d'écrivain. Son objectif est simple et complexe à la fois : écrire pour faire sortir de l'oubli la mémoire de sa profession en exhumant patiemment des archives et des multiples ouvrages, les fragments éparpillés d'une mémoire qu'il restait à écrire. Bien sûr, l'histoire ainsi reconstruite reste une entreprise d'écriture fondée sur les seuls documents conservés dans les archives et accessibles à l'auteur. Mais cette approche est nécessaire pour « corriger » l'amnésie collective, la mémoire oubliée des ambulanciers et des ambulancières.

Le rôle des femmes dans l'histoire est en effet trop souvent occulté, consciemment ou non, au profit de ce qu'il est désormais convenu d'appeler les « grands Hommes ». Sur ce point, le titre de l'ouvrage mentionnant les ambulanciers au seul genre masculin ne doit pas pour autant nous faire oublier le rôle fondamental joué par les femmes dans l'histoire de la profession. Mais l'auteur ne tombe pas dans cet écueil. Il s'agit là, me semble-t-il, du premier enseignement que l'on peut tirer de cet ouvrage qui rappelle à plusieurs reprises le refus auquel elles ont dû faire face lorsqu'elles ont voulu s'engager dans l'organisation des secours aux blessés. Parmi les exemples cités, retenons l'histoire de Marie Marvingt, sportive de haut niveau devenue pilote qui, en 1910, est à l'origine du premier « avion sanitaire » ou « avion-ambulance ». Quand la Première Guerre mondiale éclate, elle souhaite s'engager dans l'aviation, mais elle essuie un refus officiel de l'armée. Elle se fera alors passer pour un homme et se fera appeler le « Lieutenant Beaulieu » jusqu'à ce qu'elle soit démasquée à l'occasion d'une blessure.

À la fin de la guerre, elle sera considérée par les Américains comme « la femme la plus extraordinaire depuis Jeanne d'Arc ». Pourtant, elle reste aujourd'hui largement méconnue comme tant d'autres femmes qui, lorsque la Seconde Guerre mondiale arrive, tiendront un grand rôle avec la fondation du corps des ambulancières de la Croix-Rouge dont les effectifs sont exclusivement féminins. Là encore, leur intégration dans les bataillons suscitera des résistances, mais ces ambulancières réussirent rapidement à susciter l'admiration de tous. À la fin de la guerre, elles deviendront les premières ambulancières des SMUR ce qui leur vaudra le nom quelque peu maladroit de « smurette ».

L'approche historique de cet ouvrage enseigne aussi que l'idée de secourir les blessés sur les champs de bataille, puis sur le bord des routes ou à domicile, a été conquise par des femmes et des hommes contre de multiples réticences de l'administration militaire puis de l'administration de la santé. Lutter contre la mort des blessés militaires ou des civils n'était en effet pas une priorité pour l'État, ces morts étant essentiellement perçus comme une fatalité, un « effet collatéral » des guerres. Dans ce cadre, la mise en place d'une organisation des secours avec la création d'ambulances était considérée comme source de dépenses inutiles. Dès lors, il a fallu convaincre de la légitimité de l'idée de mettre en place une organisation de secours permettant de prendre en charge les soldats blessés puis les civils contre l'argument financier. Parmi ces femmes et hommes, nous pouvons citer Percy, Larrey, Dunant qui, chacun à leur manière, ont alerté au 19ème siècle sur le sort fait aux soldats blessés sur les champs de bataille et conséquemment, sur la nécessité de mettre en place des ambulances de l'avant pour les secourir et les soigner, quelle que soit leur nation. De même, à la fin du 19ème siècle, le Dr Henri Nachtel, chirurgien aux ambulances de la guerre franco-allemande de 1870, propose le rattachement des services d'ambulances aux hôpitaux publics et d'y placer un médecin hospitalier à bord sur le modèle des ambulances américaines. Victor Hugo lui apportera son soutien. C'est ainsi que verront le jour le 1er juin 1888, les premières Ambulances Urbaines, le premier service public d'ambulances médicalisées considérées comme les ancêtres des Structures mobiles d'urgence et de réanimation (SMUR). Quelques décennies plus tard, c'est après avoir assisté à un grave accident de la route qui coûtera la vie à un cyclotouriste faute de soins sur les lieux de l'accident que le professeur Marcel Arnaud alerte publiquement de la médiocrité du système de secours français. Avec l'appui du professeur Paul Bourret, il crée alors en 1957 la première « antenne de réanimation routière » nommée « Groupe mobile d'Urgence et de Réanimation » (GMUR). Ils souhaitent ainsi convaincre les autorités de la possibilité de sauver plus de la moitié des blessés de la route grâce à la mise en place de ces ambulances médicalisées. Toutefois, là encore, les autorités médicales refuseront qu'un médecin sorte des murs de l'hôpital pour aller prodiguer des soins sur les bords des routes. Cela dit, la population est elle aussi septique et ne comprend pas l'intérêt de la présence d'un médecin sur les lieux de l'accident. Il faudra attendre les années 1950 que les épidémies de poliomyélite se multiplient pour qu'à l'initiative du professeur Maurice Cara, les ambulances équipées d'appareils de ventilation portatifs et composées d'un médecin, d'une infirmière et d'une ambulancière puissent se développer afin de transporter vers les hôpitaux ces nombreux patients souffrant d'insuffisance respiratoire. Et il faudra attendre le décret du 2 décembre 1965 pour que l'idée de sortir les médecins de l'hôpital s'impose. Il prévoit que les hôpitaux publics doivent participer au secours d'urgence en imposant à quelque 240 centres hospitaliers français la création de moyens mobiles de secours et de soins d'urgence qui prendront en 1967 le nom de SMUR. Toutefois, l'administration hospitalière tarde à appliquer ce décret en raison d'un manque de moyens financiers et logistiques, mais aussi de son indifférence quant à l'émergence de cette nouvelle activité, bien connue aujourd'hui : l'urgence. Au même moment, le professeur Louis Lareng se heurte à la même indifférence des commissions médicales et administratives pour la mise en œuvre de son projet de service de régulation médical des appels d'urgence, plus connu sous le nom de SAMU. En dépit de ces résistances, il parvient à créer localement, à Montpellier, avec le professeur Louis Serre, le premier service de ce type. Par ailleurs, il présentera en 1967 un projet moderne de secours appelé « télé-secours », qui permet aux secouristes de transmettre électroniquement les paramètres vitaux de la victime au centre de régulation médicale. Une fois encore, il faudra toute la persuasion du Pr Lareng et du chef du Bureau des secours d'urgence du ministère de la Santé René Coirier — dont le père fut ambulancier durant la Première Guerre mondiale — pour que l'administration lève l'interdiction faite aux médecins d'exercer hors des murs de l'hôpital et que les premières expérimentations légales de SAMU puissent voir le jour. Il faudra aussi convaincre les médecins qui sont peu nombreux à vouloir sortir des murs de l'hôpital pour assurer des interventions d'urgence. Parallèlement, des commerçants s'inquiètent de l'absence de service d'ambulances permettant de transporter les personnes malades de leur domicile vers les hôpitaux. Ils vont alors créer leurs propres ambulances en équipant leurs véhicules : des mécaniciens, des garagistes, des serveurs et cafetiers vont ainsi régulièrement quitter leur travail pour endosser la blouse blanche. Ce seront les premières ambulances privées.

Cette histoire des mobilisations et luttes menées par des Françaises et Français pour convaincre l'État de la nécessité d'une organisation de secours mobile d'urgence médicale permet aussi de tirer un troisième enseignement. Au fil des pages, le lecteur découvre que les « innovations » d'aujourd'hui relèvent en réalité d'inventions anciennes. Il en est ainsi de la télémédecine qui est désormais présentée par les pouvoirs publics comme une « innovation scientifique et technique » alors même que Louis Lareng en avait l'idée dès les années 1960. Perçue à l'époque comme coûteuse, peu utile ou peu souhaitable, la télémédecine est pourtant aujourd'hui considérée comme LA solution aux défis sanitaires contemporains (vieillissement de la population, prévalence des maladies chroniques, inégalités territoriales d'accès aux soins, etc.) par un ministère qui promeut le virage numérique et ambulatoire. On peut également citer les trains sanitaires qui ont été présentés durant la pandémie du covid-19 comme des « innovations techniques et organisationnelles ». Or, Romaric Bardet explique qu'au regard du succès des « ambulances volantes » créées par Larrey au 19ème siècle, un chirurgien général de l'armée américaine présente quelques décennies plus tard son projet de train sanitaire qui sera lui aussi refusé dans un premier temps. Ce transport rapide d'évacuation des nombreux blessés nécessitant un accompagnement médical sera finalement mis en œuvre durant la guerre de Crimée et lors des Guerres d'indépendance italiennes. Ainsi, encore une fois, « l'innovation » professée par les pouvoirs publics est en réalité une idée héritière du passé.

L'ouvrage se clôt d'ailleurs sur la pandémie du covid-19 qui a opéré comme un révélateur de l'oubli dont fait l'objet la profession ambulancière tout en lui ayant offert l'opportunité d'être visibilisée. Ces professionnels n'ont en effet pas été reconnus par l'État comme essentiels dans la lutte contre la pandémie alors même qu'ils et elles ont été mandatés pour la prise en charge des patients atteints du covid-19. Ils et elles ont alors dû s'organiser pour obtenir des équipements permettant de prendre en charge les patients au sein des ambulances en recourant parfois à des dons privés. Parallèlement, les médias ont régulièrement mis en avant leur rôle dans cette pandémie permettant au public de découvrir qu'ils sont des acteurs essentiels de l'organisation des soins qui luttent certes pour une meilleure reconnaissance de leur profession — ce dont témoigne cet ouvrage — mais aussi, pour un meilleur accès aux soins de la population. Nombre d'entre eux dénoncent en effet la politique du ministère de la Santé qui a organisé récemment le monopole du champ du transport sanitaire par des « grands groupes » qui privilégient la rentabilité au détriment de la qualité des soins. Dans ce contexte, les témoignages de patients qui attendent leur ambulance durant de nombreuses heures ou qui sont tout simplement privés de soins, faute d'ambulance, se multiplient. Ces professionnels dénoncent également les inégalités territoriales d'accès aux soins d'urgence qui entraînent chaque jour des morts qui pourraient être évitées. Comme le souligne l'auteur, les défis pour cette profession sont multiples (télémédecine, évolution du diplôme, attractivité de la profession, rôle dans l'urgence, etc.), gageons avec lui qu'ils sauront les relever, pour eux, mais aussi pour les Françaises et les Français.

Avant-propos

Présent quotidiennement aux côtés de celles et ceux qui souffrent et répondant nuit et jour aux urgences préhospitalières, l'ambulancier est le grand absent des livres d'histoire. Ces professionnels de santé, mal connus et mal reconnus au sein même des autres professions paramédicales, ne sont que rarement représentés — ou simplement cités — dans les œuvres littéraires. Pourtant, qu'ils soient privés, hospitaliers, smuristes ou associatifs, ils sont omniprésents dans le secteur sanitaire. Nécessairement acteurs du début à la fin de la chaîne des soins, des premiers gestes d'urgence jusqu'au tant espéré retour à domicile, leurs compétences ne se limitent pas à brancarder un patient d'un point A à un point B, mais s'articulent autour de trois axes majeurs : soins, confort et sécurité.

Des hospitalisations programmées aux interventions d'urgences préhospitalières, c'est aujourd'hui près de 14 millions de personnes qui sont prises en charge chaque année par les ambulanciers privés en France. La profession souffre ouvertement d'une indifférence chronique de la part du milieu hospitalier, mais également des politiques. Pour preuve, la reconnaissance par l'État du métier d'ambulancier fut très tardive en comparaison des autres professions de santé. Il faut en effet attendre 1973 et l'instauration du Certificat de Capacité d'Ambulancier (CCA) pour que le secteur bénéficie enfin d'un cadre juridique. C'est pourtant dès les années 1960 que les premières entreprises de transport sanitaire voient le jour en France, sans aucune réglementation encadrant la profession. Il s'agit à l'époque de petites sociétés familiales dont l'activité principale n'est pas nécessairement la prise en charge de malades, mais la tenue d'un bar ou des pompes funèbres locales. Au quotidien, pas de participation à l'aide médicale d'urgence comme aujourd'hui, mais l'accompagnement de personnes invalides ou nécessitant d'être allongées pour se rendre en consultation ou être hospitalisées.

L'origine du mot « ambulance » se trouve du côté du latin *ambulare* qui signifie « marcher » ou « se déplacer ». L'ambulance désigne alors un hôpital militaire mobile suivant la progression d'un corps d'armée et s'installant provisoirement près du champ de bataille pour y recevoir les soldats blessés lors des combats. Peu à peu, le terme s'appliquera aux « voitures d'ambulance » permettant de transporter les blessés du lieu des affrontements vers l'hôpital de campagne puis, quand le blessé survit, jusqu'aux principaux hôpitaux sédentaires. Simples chariots à deux roues poussés par un soldat puis calèches tirées par deux ou quatre chevaux, les ambulances se sont lentement transformées pour atteindre aujourd'hui une grande variété de formes et de dimensions. Les véhicules les plus légers sont équipés pour assurer les premiers soins tandis que les ambulances les plus sophistiquées ont la capacité de prendre en charge des types de patients bien différents, des prématurés en incubateur aux cardiopathes sous circulation extracorporelle.

Début 2020, la situation sanitaire exceptionnelle liée à la pandémie de covid-19 installe les ambulanciers sous les projecteurs des médias. De nombreux reportages sont réalisés, notamment sur le rôle déterminant des entreprises privées dans l'urgence préhospitalière. Le président de la République Emmanuel Macron cite même les ambulanciers parmi d'autres professions de santé lors de remerciements télévisés. Mais malgré les applaudissements quotidiens, ces professionnels retombent progressivement dans l'indifférence générale, car sans véritable reconnaissance de leurs statuts de soignants, leurs compétences étant largement méconnues par tous, ils restent vus par l'État comme de simples transporteurs, voire du personnel technique.

Confronté à la souffrance physique et psychique, mais aussi aux nombreuses difficultés sociales rencontrées quotidiennement, l'ambulancier d'aujourd'hui est bien différent de l'ambulancier d'hier. Une meilleure compréhension de ce passé permet de rendre ses lettres de noblesse à une profession indispensable au fonctionnement du système de santé.

Les origines lointaines du soin d'urgence

L'instinct de survie a en tout temps contraint l'humanité à garantir la continuité de leurs communautés. Pendant des millénaires, l'être humain s'est donc spontanément obstiné à préserver la vie et à lutter contre la mort de ses semblables par l'usage de plantes médicinales ou de techniques chirurgicales. Au Néolithique, la sédentarisation de l'Homme a pour conséquence le stockage des ressources en nourriture ainsi que l'apparition de la notion de propriété, entraînant par la même occasion des conflits entre groupes géographiquement proches. L'utilisation d'armes et de méthodes alors réservées à la chasse rend possibles de violentes confrontations entre communautés souhaitant protéger les matières stockées.

Les affrontements armés ont par conséquent jalonné l'histoire des sociétés humaines. La santé des individus engagés dans un conflit représentant un élément capital du succès d'un combat, c'est logiquement sur le champ de bataille que l'on découvre les premières tentatives de traitement des blessures. Il existe deux explications à cette volonté de secourir les blessés. Il s'agit tout d'abord de remettre le combattant en état de se battre dans le but de garder un nombre suffisant d'hommes et de maximiser les chances de victoire. La seconde vise à conserver un moral satisfaisant des troupes, car il est fondamentalement rassurant pour un guerrier de se savoir secouru s'il est blessé dans la bataille.

C'est ainsi à la fin du Néolithique que remontent les premières traces de tentatives de soins aux blessés lors de combats. Des crânes fossilisés retrouvés en Bretagne suggèrent que des trépanations ont eu lieu sur des individus vivants, dans l'objectif probable de soulager l'hypertension intracrânienne causée par le traumatisme des coups portés à la tête. Trois cas d'amputations de membres sont également avérés à la même époque en Europe occidentale. S'il est aujourd'hui reconnu que certains de ces patients ont survécu aux opérations, il est néanmoins impossible, en l'absence d'écrit, d'en connaître le but réel, médical ou rituel. La connaissance sur les soins d'urgence à cette époque reculée est particulièrement lacunaire, car il est bien difficile de trouver l'empreinte d'une quelconque organisation de secours aux blessés avant l'apparition de l'écriture, 3 500 ans avant notre ère.

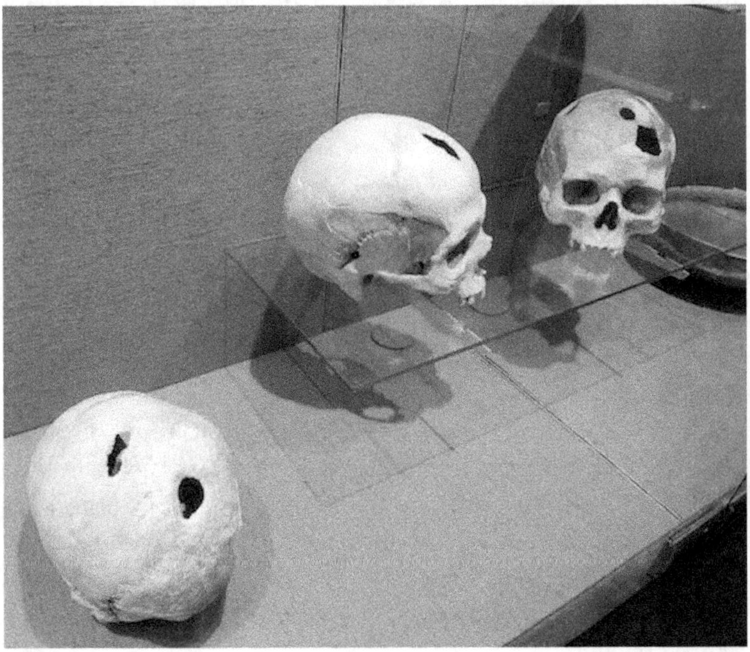

Crânes trépanés au Néolithique

Dans la Bible, le prophète Élisée réanime un enfant présenté comme en état de mort apparente. Si la description du geste reste imprécise, ce passage de l'Ancien Testament semble figurer une manœuvre de réanimation par bouche-à-bouche :

« *Quand Élisée arriva dans la maison, il trouva l'enfant mort, étendu sur le lit. [...] Il monta sur le lit, se coucha sur l'enfant, mit sa bouche sur sa bouche, ses yeux sur ses yeux et ses mains sur ses mains. Il resta étendu sur lui, et le corps de l'enfant se réchauffa. Le prophète redescendit et marcha de long en large dans la maison. Puis il remonta s'étendre sur l'enfant. Celui-ci éternua sept fois, et ouvrit les yeux.* »[1]

En 1862, l'américain Edwin Smith, collectionneur d'antiquité, découvre un papyrus mesurant près de cinq mètres de long mentionnant notamment des méthodes de réduction de fractures ou de suture de plaies. Rédigé sous les XVIe et XVIIe dynasties de l'Égypte antique et datant probablement de 1 500 ans avant notre ère, il s'agit du plus ancien document connu traitant de chirurgie. On y retrouve les descriptions médicales d'une cinquantaine de types de blessures de guerre, traumatismes crâniens et vertébraux, plaies abdominales, fractures de membre, luxations de clavicule et de mâchoire... ainsi que leur traitement chirurgical, parfois même palliatif, et l'utilisation de remèdes principalement élaborés à base de plantes.

Pourtant, les premières descriptions formelles de soins apportés aux blessés n'apparaissent que dans la célèbre épopée d'Homère : l'*Iliade*. Ce récit, probablement rédigé vers 800 av. J.-C., retranscrit avec précision les différents moyens de traitement des blessures, mais également l'évacuation des blessés par leurs compagnons lors de la Guerre de Troie. Ainsi, les hommes qui savent arrêter les hémorragies et soigner les plaies sont avant tout des guerriers, et ce n'est qu'après avoir combattu qu'ils apportent

[1] Ancien Testament, Deuxième Livre des Rois, chapitre IV, 32, 34 et 35.

leur aide à leurs compagnons. Bien que leur rôle de soignant soit nettement secondaire, de véritables secours médicaux sont mis en place et interviennent durant les campagnes militaires. Ainsi, dans l'*Iliade,* le précieux médecin est défini comme suit :

« Un homme qui en vaut à lui tout seul beaucoup d'autres, lorsqu'il s'agit d'extraire des flèches ou de répandre sur les plaies des remèdes apaisants. »

Vers 400 av. J.-C., l'illustre médecin grec Hippocrate, considéré aujourd'hui comme le père de la médecine, évoque pour la première fois dans un traité de médecine la notion d'urgence dans l'aide médicale à apporter aux blessés :

« *Il faut parfois agir vite […]. Les moments favorables pour intervenir passent promptement et la mort survient si on a trop différé, il faut profiter de l'occasion de porter secours avant qu'elle n'échappe et on sauvera le malade pour avoir su en profiter.* »

« Il ne suffit pas d'intervenir un peu après, car la plupart ont succombé. Un secours qui est utile est un secours donné à temps. »

La première trace écrite d'une trépanation à visée médicale est rapportée à la fin du Ier siècle av. J.-C. par l'historien romain Tite-Live. Au cours d'un combat livré en 146 avant notre ère contre le roi de Syrie Alexandre Ier Balas, Ptolémée VI, roi d'Égypte, subit un grave traumatisme crânien. Il est trépané sur-le-champ, mais meurt pendant l'opération. Cet acte médical, bien qu'ayant échoué, implique la présence de personnels formés au sauvetage des blessés, constituant ainsi une première forme de secours.

Au milieu du IIIe siècle, probablement à l'occasion de la peste de Cyprien, une confrérie chrétienne d'Égypte se spécialise dans le transport des malades. Ce sont les Parabolains, ou *Parabalani.* Les historiens disposent de peu d'informations les concernant, mais il est admis que ces moines chrétiens étaient chargés de rechercher les personnes malades, notamment les lépreux, pour les évacuer vers des établissements de soins, particulièrement les léproseries. Cette activité de transport sanitaire pousse l'historien allemand Alexander Philipsborn à voir en eux la première compagnie d'ambulanciers au service des patients souffrant de maladies infectieuses.

Toutefois, les hommes de cette brigade sont parfois utilisés comme hommes de main par l'évêque d'Alexandrie. Ainsi, les Parabolains sont avant tout connus pour la tentative d'assassinat d'Oreste, préfet d'Alexandrie ainsi que pour leur implication en 415 dans le meurtre singulièrement violent d'Hypatie, philosophe, mathématicienne et astronome de renom dans l'Antiquité.

Au fil des siècles, les Romains prennent conscience que l'issue d'une bataille dépend de nombreux facteurs : la préparation physique et psychologique, l'intelligence tactique, le courage des combattants et la supériorité numérique. C'est pour garantir ce dernier point que l'Empire développe les concepts de ramassage et de premiers soins des blessés. Des soldats sont sélectionnés pour leur force physique et sont chargés de leur évacuation jusqu'aux hôpitaux de campagne. Ces installations, nommées *valetudinarium*, sont destinées à traiter rapidement les traumatismes. Des opérations chirurgicales sont réalisées afin de stopper les hémorragies et réduire les fractures et autres luxations.

Parfois, les blessés sont également évacués du champ de bataille par des habitants utilisant des *carpenta*, sortes de chariots couverts aménagés avec de la paille, mis à disposition par le commandement militaire pour porter des armes aux troupes lors des combats. Ces ambulanciers improvisés sont alors payés au nombre de soldats sauvés.

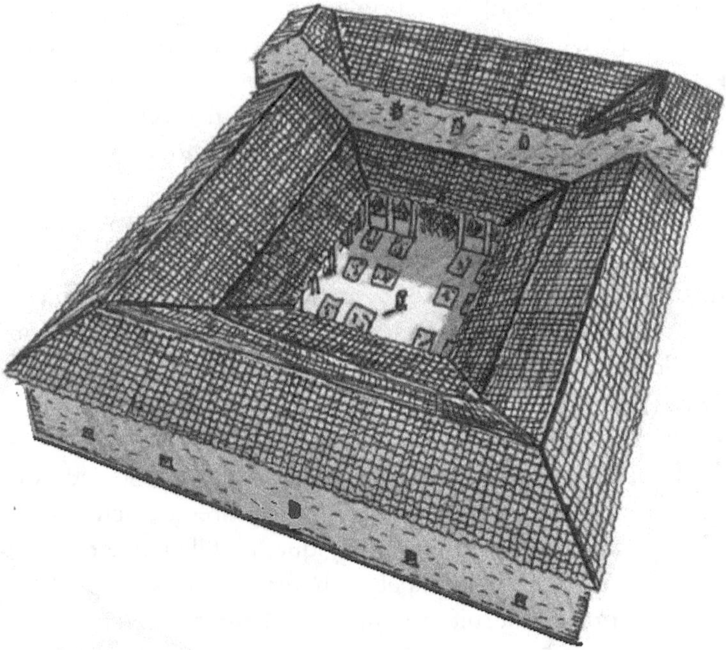

Valetudinarium *de l'Empire romain*

Malgré ces efforts organisationnels, le taux de mortalité atteint souvent 80 %. L'Empire élabore donc peu à peu un authentique service médical d'urgence militaire possédant, pour la première fois, des auxiliaires médicaux non-combattants chargés de l'évacuation des blessés de la zone de danger, des premiers soins, puis de leur transfert vers les *valetudinariums.* Cependant, toute ébauche d'une organisation des secours est paradoxalement freinée par les militaires eux-mêmes : en effet, pour un soldat de l'Armée romaine, se préoccuper de sa santé, voire de sa survie, peut parfois être perçu comme exagéré et son courage peut être remis en question. À ce sujet, Onosandre, écrivain grec, auteur d'un traité d'art militaire, déclare :

« *La parole du général est plus efficace que l'art des chirurgiens qui sont à la suite des armées pour panser les blessés ; car ceux-ci se bornent à traiter les plaies, au lieu que le général ranime les esprits abattus et encourage les braves.* »

La guerre s'oppose alors aux soins.

L'évacuation des blessés au Moyen Âge

Cette esquisse d'une organisation moderne des secours militaires semble avoir disparu avec la chute de l'Empire romain d'Occident au Ve siècle. Par la suite, le Moyen Âge occidental n'accorde pas une grande importance à l'assistance médicale des combattants. Hormis les rois et les princes auprès desquels on retrouve habituellement la présence de médecins, les soldats ne bénéficient en aucun cas de traitement particulier : les seuls soins reçus se limitent alors à l'aide d'un camarade. L'exécution des blessés ennemis par l'armée victorieuse est d'ailleurs courante et les quelques guerriers qui échappent un temps à cette barbarie sont inévitablement achevés par les pillards.

C'est donc vers la partie orientale de l'Empire romain, l'Empire byzantin, qu'il faut se tourner pour voir se développer une nouvelle organisation sanitaire. Vers la fin du VIe siècle, l'empereur byzantin Maurice crée un corps de cavaliers chargés du ramassage des blessés et de leur transport chez les barbiers.[2] Ces derniers traitent les plaies, incisent les abcès et pratiquent les saignées à visée thérapeutique. Cependant, ces cavaliers n'ont pas de réels moyens de secours et leur rôle se limite aux évacuations. Ainsi, les victimes les plus graves décèdent généralement en chemin, faute de soins précoces.

La notion de soins hors de l'hôpital, telle qu'elle est définie aujourd'hui, trouve en fin de compte ses origines à la fin du IXe siècle, lorsque Léon VI instaure une nouvelle méthode d'évacuation. L'empereur byzantin exige que les cavaliers chargés de recueillir les blessés, nommés *deputati*, aient leurs deux étriers du côté gauche, dans le but de faciliter la montée à cheval des soldats souffrants. Il leur est

---

[2] Les médecins étant à cette époque des hommes d'Église, tout acte manuel, tel qu'un acte chirurgical, leur est interdit, car jugé dévalorisant face au savoir théorique.

également demandé d'emporter de l'eau dans des flasques dans l'objectif de « réveiller » (sic) les guerriers ayant perdu connaissance. Enfin, afin d'encourager le travail de ces cavaliers-ambulanciers, mais aussi d'éviter le pillage des victimes, ceux-ci sont rémunérés pour chaque blessé pris en charge.

Mais hormis ces quelques initiatives limitées dans l'espace et le temps, l'exécution des prisonniers et blessés ennemis est encore un principe relativement universel jusqu'au milieu du Moyen Âge et l'existence de quelques rares traités mentionnant le sort des blessés de guerre ne résiste pas aux macabres intentions des belligérants.

En 1050, Jérusalem se trouve sous domination musulmane depuis plus de trois siècles, mais les chrétiens ont la possibilité de s'y rendre en pèlerinage ou pour y faire du commerce. Des marchands napolitains, dont les activités les mènent régulièrement à Jérusalem, ont l'autorisation d'y construire un *xenodochium* annexé à un monastère bénédictin. Ce lieu, destiné à accueillir et soigner les pèlerins en Terre sainte, est placé sous la responsabilité d'un jeune recteur, Frère Gérard. Celui-ci décide rapidement de créer un nouvel hospice dédié à Jean le Baptiste ainsi qu'une congrégation religieuse reconnue par le pape Pascal II en 1113 sous le nom de L'Hospital, puis Ordre des Hospitaliers de Saint-Jean de Jérusalem.

Peu à peu, les frères de l'Ordre prodiguent des soins aux malades de toutes les croyances et développent de nouvelles techniques de médecine d'urgence et de chirurgie avec l'aide de médecins arabes et grecs. Au XVIe siècle, le premier navire-ambulance est créé, le *Santa Maria*, dont le but est principalement d'isoler les patients contagieux. L'Ordre est régulièrement à l'origine d'hôpitaux de campagne installés sous des tentes dans le but de soigner les soldats, ainsi que d'un véritable service d'ambulances. Les chevaliers de l'Ordre agissent comme des secouristes, traitant avec impartialité les victimes des deux camps et amenant les blessés dans les tentes les plus proches pour être soignés.

De façon plus anecdotique, il semble qu'au XIIe siècle, l'armée de l'Émir syrien Nür ad-Din ait pourvue ses troupes d'un service de santé militaire composé de médecins et de chirurgiens pour soigner sur place les soldats blessés. L'existence de ces soins médicaux extrahospitaliers suggère la présence de chevaliers-ambulanciers chargés d'évacuer les combattants vers les hôpitaux de campagne. Mais c'est l'année 1487 qui marque la première mention de l'usage d'*ambulancias* durant la reconquête de l'Espagne par les Rois Catholiques. Lors des quatre mois que dure le siège du port de Malaga face à l'Émirat de Grenade et dont l'artillerie engendre un nombre important de blessures, l'armée catholique éloigne ses blessés de la ligne de front grâce à des chariots hippomobiles.

Mais encore une fois, l'évacuation vers les hôpitaux militaires ne se fait qu'à la fin de la bataille. Sans aucune tentative de leur fournir une aide médicale immédiate, les soldats ne sont pris en charge que plusieurs heures plus tard, entrainant le décès d'une majorité d'entre eux.

Vers la fin du Moyen Âge, les hôpitaux civils, jusqu'alors simples hospices axés sur l'assistance aux indigents, se spécialisent progressivement dans les soins médicaux. L'objectif n'est plus seulement d'accueillir avec charité les mendiants et les vieillards, mais bien de soigner les nécessiteux, qu'ils soient pauvres ou de haut rang. En Italie, à quelques pas du Vatican, l'Hôpital du Saint-Esprit de Rome, fondé par l'ordre hospitalier du Saint-Esprit, s'organise pour partir une fois par semaine à leur recherche dans les rues de la ville. Deux religieux utilisent alors une *carro lettiga*[3], composée d'un plateau de bois muni de quatre roues afin d'y installer un malade puis le transporter à

[3] Que l'on peut traduire en français par « wagon-lit ».

l'hôpital. L'emploi de ce dispositif témoigne d'une organisation tangible des transports sanitaires primaires, mais aussi d'une volonté d'innovation technique pour ce précurseur de nos brancards actuels.

Ce n'est qu'au milieu du XVIe siècle que le royaume de France prend timidement en considération le sort des soldats blessés. L'ordonnance de Blois prévoit en 1550 une retenue sur la solde des troupes pour l'entretien d'un « hôpital ambulatoire » :

« *il sera prins sur la paye de chacun soldat un sol par écu pour estre convertis tant en magasin d'armes qu'à un hospital ambulatoire.* »

Il est prévu que l'hôpital soit installé à proximité des combats, mais aucun relevage précoce ni soin d'urgence n'est encore une fois envisagé sur le champ de bataille. Malgré tout, l'ordonnance n'est pas immédiatement suivie d'effet et la première structure hospitalière mobile ne voit le jour qu'en 1597, à l'occasion du siège d'Amiens, où le duc de Sully articule les secours en deux types d'hôpitaux : des hôpitaux sédentaires où les victimes sont soignées après les combats et des hôpitaux de campagne qui s'établissent directement en arrière des champs de bataille. Ces hôpitaux ambulatoires, également dénommés « ambulances », sont chargés de suivre les mouvements de troupes lors de leurs déplacements afin de réduire les délais de prise en charge. Les installations, souvent sous forme de tentes, sont ainsi démontées tous les deux ou trois jours puis sont réinstallées au plus près de la zone de combat.

Lors des guerres de religion, opposants catholiques et protestants, Henri IV conserve cette organisation. Il affecte du personnel de l'armée royale au relevage et à l'évacuation des blessés et ordonne l'utilisation des caisses d'artillerie comme moyen de transport. Tractés par des chevaux, ces longs coffres en bois apportent dans un premier temps les munitions sur le champ de bataille puis servent, une fois vides, au transport des blessés jusqu'aux hôpitaux ambulatoires. Mais comme ailleurs, aucun soin n'est prodigué avant ou pendant l'évacuation et toutes les victimes ne peuvent être secourues à temps. Les blessés qui ne sont pas pris en charge après la bataille tentent alors de se rendre aux portes des maisons environnantes par leurs propres moyens, en espérant percevoir une assistance auprès des habitants.

À cette époque, il existe toujours un certain démérite à être secouru puis soigné de ces blessures. Ainsi, l'idée que les deux seules issues tolérées lors d'un combat soient la victoire ou la mort perdure encore longtemps dans l'esprit de certains souverains, freinant les possibilités de voir fonctionner un système de secours organisé sur les champs de bataille. À ce titre, François de La Nouë, colonel d'infanterie protestant, affirme avec dureté que « *le lit d'honneur des blessés est un bon fossé où une arquebusade les aura jetés.* »

Les XVIIe et XVIIIe siècles voient toutefois des avancées concrétiser cette volonté de prise en charge des blessés : d'abord en 1629, quand Louis XIII, à la demande de Richelieu, impose la présence d'un chirurgien par régiment, puis en 1708, quand Louis XIV crée le Service de Santé des Armées, incluant un service permanent de conseillers, médecins et chirurgiens, chargés de l'organisation du soutien sanitaire.

Après des siècles d'abandon, le blessé militaire est enfin pris en considération. Reste à résoudre la problématique de leur évacuation du champ de bataille vers les ambulances.

Les premières ambulances militaires

À partir de la Révolution française, puis durant le Premier Empire, les conflits armés se multiplient et permettent à Napoléon de conquérir la majeure partie de l'Europe continentale en quelques années seulement. Toutefois, ses multiples victoires militaires se payent au prix de très lourdes pertes humaines dues notamment à l'utilisation massive de l'artillerie. Ainsi, près d'un million d'hommes périssent lors des campagnes napoléoniennes.

Lors des combats, l'hôpital mobile est systématiquement établi à l'arrière des batailles, mais pour ne pas risquer de gêner les mouvements de troupes, le commandement militaire oblige ces hôpitaux à se tenir à une lieue[4] des affrontements. Comme auparavant, en l'absence de secours immédiats, les soldats blessés durant le combat ne sont pris en charge qu'après la fin des hostilités, et seuls les blessés pouvant encore se déplacer en marchant ou en rampant sur les quelques kilomètres les séparant de l'ambulance ont une réelle chance de survie. Les autres soldats, trop diminués pour se mouvoir, sont parfois regroupés par leurs frères d'armes en attendant l'arrivée du personnel soignant de l'hôpital ambulant et demeurent sans secours, agonisant durant des heures, voire des jours.

Les chirurgiens, n'arrivant sur le terrain que longtemps après la fin des combats, découvrent une fois sur place un spectacle insoutenable de cadavres et de moribonds, décharnés et hagards. Victime de l'insuffisance des moyens de secours, une grande majorité des blessés incapables de quitter le champ de bataille succombe à leurs blessures. D'autres soldats, invalides, mais dont les blessures ne sont pas mortelles, meurent de froid ou de faim. On les enterre alors précipitamment sur place dans des charniers pour éviter les épidémies.

---

[4] Une lieue métrique vaut exactement 4 km.

Un général du Premier Empire, Louis-François Lejeune, raconte ce qu'il découvre lors de la bataille de Wagram en 1809, qui fit, d'après les estimations, entre 50 000 et 80 000 morts et blessés :

« *Beaucoup de ces infortunés, perdus dans les blés, ne furent retrouvés vivants qu'au bout de cinq jours d'atroces souffrances. Quelques-uns étaient à moitié brûlés par le feu qui avait pris aux maisons pendant la bataille ; d'autres, sans pouvoir se traîner au loin pour s'écarter des corps en décomposition des hommes tués à côté d'eux, étaient altérés par une fièvre ardente, réduits à boire leur propre urine pour étancher la soif horrible qui les dévorait.* »

Un certain Rühle von Liechstenstein en donne la description suivante :

« Imaginez une plaine immense de plusieurs milles couverte de peut-être 20 000 cadavres non ensevelis, les villages transformés en tas de ruines et de cendres, tous les habitants ayant fui, aucun arbre et pas d'eau, sous le soleil brûlant de la canicule, et au milieu de cette chaleur pestilentielle quelques centaines de blessés, seuls depuis trois jours, sans soins, sans nourriture et sans rien à boire… L'énorme chaleur faisait que presque toutes les blessures étaient remplies de vers et que toute aide viendrait vraisemblablement trop tard. »

Les blessés ayant survécu jusqu'à l'ambulance ne sont pas pour autant sortis d'affaire. Le lieu est épouvantable. L'odeur des cadavres et des membres amputés est insoutenable. Les survivants sont tassés les uns sur les autres, frissonnant de fièvre. Pas de table d'opération, mais une simple chaise sur laquelle le blessé est maintenu vigoureusement par des aides opératoires. Pas d'anesthésie ni d'asepsie, à une époque où les antibiotiques n'existent pas encore. Par ailleurs, les chirurgiens opèrent rapidement pour écourter l'extrême douleur de l'opération, leur rôle consistant le plus souvent à amputer plutôt qu'à tenter de conserver le membre mutilé.

Malgré ces abominables conditions sanitaires, un homme se démarque de ses semblables par ses modes opératoires : le jeune chirurgien en chef de la Grande Armée de Napoléon, Dominique-Jean Larrey.

Après la sanglante bataille de la Moskova en Russie, il opère, seul, près de deux cents blessés grâce à une méthode remarquablement rapide d'amputation, dite circulaire. Une jambe est ainsi retirée en quatre minutes et un bras en seulement douze secondes, car en ces temps-là, une amputation rapide reste le meilleur moyen de sauver la vie d'un soldat.

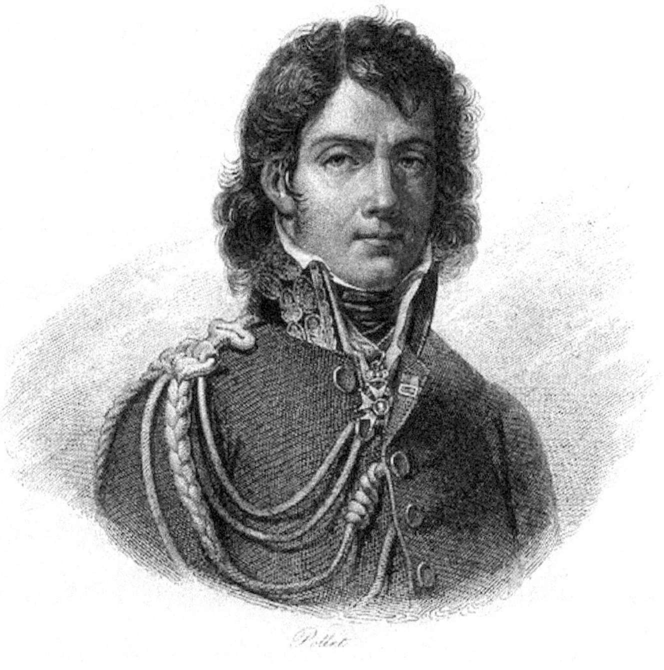

Dominique-Jean Larrey (1766-1842)

En 1792, conscient, comme Hippocrate, que la rapidité de prise en charge des victimes peut améliorer leur pronostic, Larrey passe outre l'interdiction pour les officiers de santé d'approcher à moins d'une lieue du champ de bataille et porte secours aux soldats blessés au cœur même des combats. Son comportement est alors critiqué par ses supérieurs, mais loué par les soldats.

De retour à Paris, il imagine la création de voitures hippomobiles, composée de trois chirurgiens et d'un infirmier, permettant de suivre les mouvements de corps d'armée et de prendre en charge les soldats blessés dès qu'ils sont frappés. À la suite de l'observation de nouvelles batteries d'artillerie, légères et maniables, Larrey souhaite que les secours arrivent auprès des victimes avec la même rapidité. Pensées comme une extension de l'hôpital ambulatoire, ces voitures médicalisées prennent le nom d'ambulances volantes.

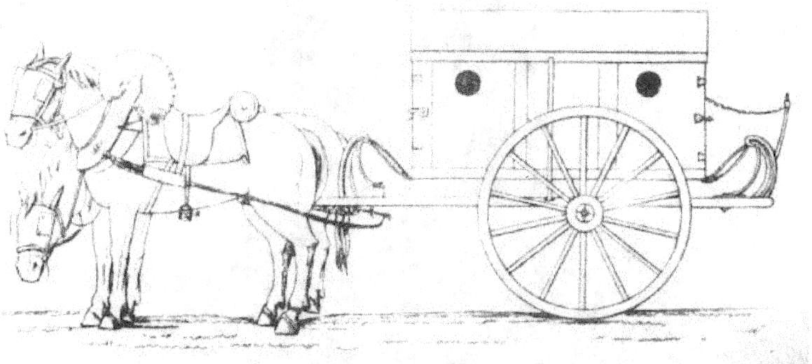

L'ambulance volante de Dominique-Jean Larrey (1807)

Dès lors, il existe — et existera encore pendant plus d'un siècle — une confusion dans la terminologie à utiliser concernant la distinction entre les « ambulances », dans le sens de postes de secours avancés mobiles, et les « voitures d'ambulance » imaginées par Larrey. L'avènement des voitures à moteur au début du XXe siècle, rendant ainsi obsolètes ces hôpitaux de proximité par leur capacité d'emmener loin et rapidement les blessés du champ de bataille, achèvera la transformation du terme « voiture d'ambulance » en « ambulance » malgré la réticence de l'administration militaire. En témoigne un courrier émanant du ministère de la Guerre, datant de 1914, époque à laquelle la confusion règne encore :

Ministère de la Guerre
7e direction du service de santé
Cabinet du directeur
N° 12 792 C/7 Bordeaux, le 29 octobre 1914

Le Ministre de la Guerre aux Directeurs du Service de Santé

Terminologie vicieuse abusivement en usage

J'ai pu constater depuis l'ouverture des hostilités l'infiltration progressive dans les comptes-rendus qui me sont transmis de désignations vicieuses susceptibles de jeter la confusion dans les esprits, et qui sont intolérables de la part de personnes qualifiées pour en saisir l'impropriété.
C'est ainsi que le mot « ambulance », qui est exclusivement réservé à la qualification d'une formation sanitaire de l'avant, est à chaque instant employé dans les comptes-rendus pour nommer des voitures de transport de blessés — dont la désignation correcte est « voiture d'ambulance » —, ou des établissements de l'intérieur, que les règlements désignent sous le nom d'« hôpitaux » temporaires ou auxiliaires.

Dans certains cas, ces dénominations erronées ont été transportées sur des cachets réglementaires, sur des en-têtes de correspondance, ou sur des écriteaux placés à la façade des immeubles.
[...]
J'ai l'honneur de vous prier de donner des ordres immédiats et précis en vue de la suppression de ces terminologies vicieuses et de ces qualifications abusives, et en avisant tout le personnel placé sous votre autorité, qu'il appartienne au Service de Santé ou aux Sociétés de la Croix-Rouge, que je le rendrai personnellement responsable du maintien de ces abus.

Pour le Ministre et par son ordre
Le Directeur du Service de Santé

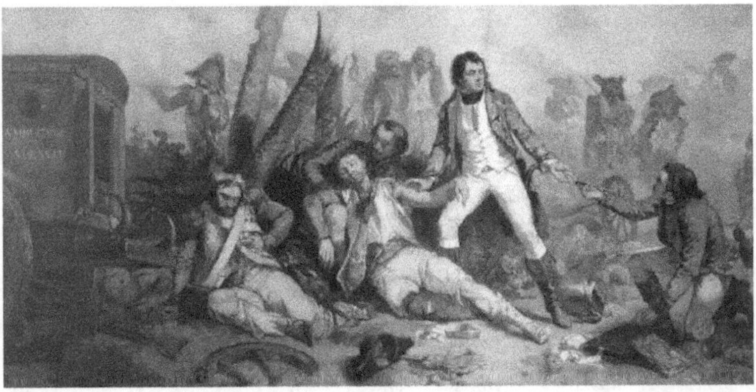

Le Baron Larrey opérant sur le champ de bataille au côté d'une ambulance volante (XVIIIe siècle)

Victimes de leur succès, les ambulances volantes de Larrey participent à la propagande de la toute jeune Première République amenée par la Révolution française. En témoigne le général Alexandre de Beauharnais dans le journal d'état « Le Moniteur universel » à propos de la bataille de Mayence en 1793 :

« Parmi les braves, dont l'intelligence et l'activité ont servi brillamment la République durant cette journée, je ne dois pas laisser ignorer le chirurgien-major Larrey, avec ses camarades de l'ambulance volante dont les infatigables soins dans le pansement des blessés ont diminué ce qu'un pareil jour a d'affligeant pour l'humanité, et ont servi l'humanité elle-même en contribuant à conserver les braves défenseurs de la patrie. »

Cependant, certaines voix s'élèvent et dénoncent la « barbarie » de ces voitures d'ambulance. Le docteur Joudan Lecointe précise :

« Un des obstacles qui s'oppose avec le plus de violence à la guérison de la plupart des blessures et des maladies, ou qui en aggrave trop souvent les dangers, ce sont les chariots de transport ou les hommes blessés, mutilés, ou mourants, sont entassés, étouffés, cahotés, sans secours pour être douloureusement transportés à l'entrepôt ou à l'hôpital ambulant le plus prochain : avant d'y être arrivés leurs blessures envenimées par tant de mouvements contraires et de soubresauts dangereux, éprouvent des déchirements violents, et des contusions inévitables qui les rendent souvent incurables. On éviterait tant de pertes ou de douleurs multipliées, premièrement en faisant mettre le premier appareil sur le champ de bataille avant de faire usage des chariots de transport. Deuxièmement en adoptant un plan de chariot plus commode et plus salutaire, où les blessés fussent placés de manière à ne pas se heurter mutuellement, et où ceux qui ont reçu des blessures plus graves eussent moins à souffrir des cahotements douloureux. »

Face à ces accusations, le ministère de la Guerre lance, le 12 novembre 1792, un concours de voitures pour blessés afin d'améliorer le concept des ambulances volantes :

« Le Ministre de la guerre prévient ses concitoyens qu'en exécution du décret de la Convention Nationale du 12 de ce mois, qui ordonne l'établissement aux armées, de voitures couvertes et suspendues pour le transport des malades et des blessés. Les charrons et autres artistes sont invités à proposer, d'ici au 30 de ce mois inclusivement, des modèles de voitures qui réunissent la commodité des malades à la solidité de la construction. Tous les modèles seront examinés par le conseil de santé des hôpitaux militaires, assisté de plusieurs artistes et l'auteur du

modèle qui sera préféré obtiendra une récompense de la somme de 2 000 livres. »

Vingt-huit modèles sont présentés et étudiés. Mais après trois mois de délibérations, aucune proposition n'est retenue par le jury. Persévérant, Dominique-Jean Larrey présente son concept de voiture d'ambulance au Conseil de Santé en 1794, à seulement 28 ans. Les premiers essais, qui ont lieu deux ans plus tard, lors de la campagne d'Italie — précisément à Udine, Padoue et Milan — sont concluants et les voitures sont régulièrement améliorées au fil des ans. Deux types de véhicules sont ainsi créés : les voitures légères pouvant recevoir deux malades allongés sur des matelas de crin et les voitures lourdes pouvant en recevoir quatre. Dans chaque division d'ambulance, on retrouve de huit à douze voitures légères et de deux à quatre voitures lourdes. Le matériel chirurgical est soigneusement disposé dans des poches fixées aux cloisons, mais l'ensemble du personnel sanitaire ne peut prendre place à l'intérieur des voitures par manque d'espace. Les chirurgiens sont donc obligés de les suivre à pied, avec pour conséquence une fatigue accrue. Malgré tout, au cours des combats, les blessés ne restent parfois pas plus d'un quart d'heure sans être pris en charge.

Afin de les rendre reconnaissables, les ambulances volantes de Larrey sont toutes peintes en gris, ocre ou vert olive et portent de chaque côté en lettres blanches, les inscriptions « Nème DIV d'AMBULANCE » ou « AMBULANCE du Nème CORPS » ou encore « AMBULANCE Gle ». Sur les véhicules de la Garde impériale — le corps d'élite destiné à protéger l'Empereur lors des batailles — l'identification présente un aigle au milieu de la mention « GARDE IMPERIALE » ainsi que le mot « AMBULANCE » sur la partie supérieure. L'ensemble de cette signalisation représente les premières apparitions du terme « ambulance » sur les véhicules sanitaires.

Lorsque la campagne d'Égypte débute en 1798, le climat est nettement défavorable à l'armée napoléonienne. Larrey organise six divisions d'ambulances, mais doit rapidement improviser à la suite de difficultés d'accès à certaines zones et au naufrage du navire « Le Patriote » transportant une grande partie du matériel médical. Il utilise alors des chameaux sur lesquels sont fixés des paniers en osier, appelés cacolets, et servant à transporter un blessé allongé de chaque côté de l'animal. Il précise dans ses mémoires :

« Il s'agissait à cet effet d'employer les chameaux, seules montures du pays, et de rendre les moyens de transport aussi commodes pour les blessés que légers pour les animaux. En conséquence, je fis construire cent paniers, deux par chameau, disposés en forme de berceau que l'animal portait de chaque côté de sa bosse, suspendus par des courroies élastiques au moyen d'une prolonge à bascule : ils pouvaient porter un blessé couché dans toute sa longueur. »

Philanthrope et avant-gardiste, Larrey tient à ce que les blessés soient traités exclusivement selon la gravité de leur état, sans prendre en considération ni leur grade ni leur nationalité. Sur son ordre, le personnel des ambulances apporte alors leur secours en toute circonstance, en soignant tous les blessés, alliés comme ennemis.

Après la bataille d'Iéna en 1806, Larrey écrit à ce sujet :

« Il faut toujours commencer par le plus douloureusement blessé, sans avoir égard aux rangs et aux distinctions. »

Lors de la campagne napoléonienne d'Espagne, fin 1808, une initiative de Larrey lui vaudra l'estime et l'admiration des commandants espagnols : il demande la création d'un « hôpital destiné à l'ennemi » (sic) afin de contenir une épidémie de typhus qui fait rage chez les prisonniers, femmes et enfants espagnols.

Mais convaincre l'Empereur et l'administration militaire que des ressources financières, matérielles et humaines doivent être affectées aux soins des blessés appartenant aux deux camps, est alors loin d'être évident et Larrey ne parvient pas à obtenir le soutien de la hiérarchie militaire française. Il reste cependant apprécié des soldats de l'Empire ainsi que des soldats, officiers et généraux, des armées ennemies.

Larrey, qui est fait baron d'Empire en 1809, raconte que, pendant la retraite de Russie en novembre 1812, lors de la traversée de la Bérézina, des soldats le firent passer au-dessus de leurs têtes pour atteindre l'autre côté du pont envahi par l'ennemi :

« J'étais près de mourir quand je fus heureusement reconnu. Mon nom fut prononcé. Aussitôt les regards se tournent vers moi puis chacun s'empresse de m'aider… C'est aux soldats que je dois mon existence… Chacun me faisait place et j'étais aussitôt entouré de paille et de leurs vêtements. »

De son vivant, Larrey raconte régulièrement que, blessé puis capturé par les Prussiens après la bataille de Waterloo en 1815, il est sur le point d'être fusillé en raison de sa ressemblance avec Napoléon quand un chirurgien-major prussien le reconnaît. Il est alors gracié puis conduit auprès du général Gebhard Leberecht von Blücher. Ce dernier, dont le fils avait été sauvé par Larrey dans l'une des batailles de la campagne d'Autriche, le relâche immédiatement, lui offrant par ailleurs un repas ainsi que 12 frédérics d'or.

Dans le bilan de la meurtrière campagne de Russie, Dominique-Jean Larrey comptabilise 22 370 blessés traités dans ses ambulances. 9 073 guérissent sans séquelles, 1 000 sont amputés, 2 416 décèdent, 4 027 deviennent partiellement invalides, 5 854 deviennent totalement invalides. Au total, la mortalité s'élève à 11 %, l'invalidité totale à 26 %, les guérisons et séquelles partielles à 62 %. Larrey estime avoir sauvé 89 % de blessés dans des conditions particulièrement précaires.

En 1799, trois ans après les premiers essais des ambulances volantes en Italie, Pierre-François Percy, chirurgien en chef des armées de la Moselle et ami de

Dominique-Jean Larrey, souhaite repenser la prise en charge des blessés militaires. Malgré l'ingéniosité du concept de Larrey, Percy déplore que les chirurgiens doivent suivre l'ambulance à pied et imagine à son tour un véhicule sanitaire médicalisé. Il décide de créer un corps mobile de chirurgiens chargés d'opérer les soldats blessés sous le feu de l'ennemi et propose à cet effet la transformation d'un caisson d'artillerie, le *Würst*[5], en véhicule sanitaire.

Ce caisson allongé, utilisé pour la livraison de munitions, est ainsi capable de transporter promptement le chirurgien et ses assistants installés sur celui-ci à califourchon. Le coffre contient des brancards pliables, des médicaments, des pansements et d'autres instruments chirurgicaux. Mais le point faible des ambulances de Percy est majeur : elles ne permettent pas de transporter les blessés graves, mais uniquement le personnel soignant, les blessés capables de tenir assis ainsi que du matériel. Inférieures en tout point aux ambulances volantes de Larrey, elles ne sont utilisées qu'en Moselle puis sont abandonnées à la fin de la guerre.

Après cet échec et en dépit du peu de ressources financières allouées aux soins des blessés, Pierre-François Percy cherche à améliorer l'organisation des secours militaires et présente, malgré l'inertie de l'administration napoléonienne, différents projets de réorganisation du service sanitaire. En 1813, devant l'attitude des chirurgiens hostiles à l'idée de se rapprocher des combats ainsi que les réticences de l'administration militaire, Larrey et Percy s'accordent sur le fait qu'avant toute intervention chirurgicale, la priorité est de soustraire le blessé au danger en l'évacuant hâtivement vers l'hôpital ambulant.

---

[5] *Würst* signifie « saucisse » en allemand. Ce caisson est appelé ainsi du fait de sa forme allongée.

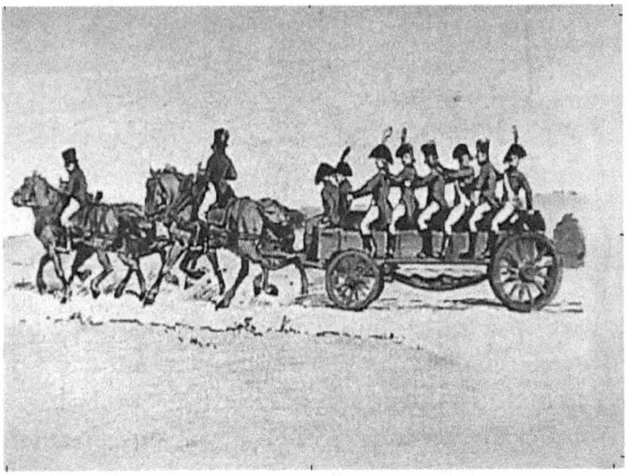

Le Würst imaginé par Pierre-François Percy

Ils obtiennent, à quelques mois de la chute de Napoléon, la création par décret impérial d'un corps de soldats-ambulanciers, nommés *milites despotati*, ou « despotats militaires », chargés de relever les blessés et de les évacuer en ambulances volantes vers l'hôpital mobile. Dans une lettre de l'Empereur, datée du 6 décembre 1813 et à destination de Pierre Daru, alors ministre de la Guerre, celui-ci demande que les compagnies de despotats ne soient pas armées de fusils, mais de lances qui, une fois passées dans les traverses d'une pièce de toile, servent de civières souples pour transporter les blessés jusqu'à l'ambulance volante. Leur *shako*[6] contient un nécessaire de premiers secours qui peut être utilisé pour des soins urgents à dispenser avant l'arrivée à l'hôpital. Toutefois, trop peu nombreux, les despotats disparaissent avec l'Empire.

En définitive, durant les campagnes napoléoniennes, seule la Garde impériale, corps d'armée d'élite de l'Empereur, est dotée de véhicules sanitaires réellement opérationnels. Par manque de médicaments et de matériel, l'application des

[6] Couvre-chef qui équipe les soldats jusque dans les années 1860.

idées de Larrey et Percy est relativement restreinte pendant le Premier Empire et le secours aux soldats blessés reste maladroitement improvisé jusqu'à la fin de l'Empire en 1815.

Dominique-Jean Larrey a participé à la plupart des campagnes militaires de Napoléon et a travaillé sans relâche pour prodiguer les meilleurs soins aux victimes de toutes nationalités. Témoin privilégié de la souffrance des soldats, il est à l'origine de nombreuses innovations chirurgicales et est reconnu à présent comme le fondateur de la chirurgie moderne. Mort à Lyon en 1842, il laisse par son talent, son dévouement et son humanisme, un héritage exceptionnel dont les premières ambulances font partie intégrante. Aujourd'hui, un musée situé au sein de sa maison natale, à Beaudéan dans les Hautes-Pyrénées, conserve et transmet sa mémoire à travers films, jeux et animations.

En reconnaissance de leur engagement humanitaire, les noms de Larrey et Percy sont respectivement gravés sur la trentième colonne du pilier sud et sur la dixième colonne du pilier nord de l'Arc de Triomphe à Paris.

Des voitures d'ambulance inspirées de celles de Larrey sont ponctuellement utilisées lors de la Guerre de Crimée opposant pendant plus de deux ans l'Empire russe à l'Empire ottoman au milieu du XIXe siècle. Soutenue par la France et le Royaume-Uni, la Turquie reçoit de Londres des dizaines de voitures d'ambulance dont la « Gazette médicale de Paris », un journal de médecine, détaille la livraison :

« On vient d'expédier de Woolwich[7]*, pour la Turquie, 40 voitures d'ambulance construites sur un plan entièrement nouveau, dont la description intéressera les officiers de santé de l'armée.*

Vingt voitures sont à deux roues, très légères et disposées de manière à recevoir deux chevaux de trait ; vingt autres voitures sont à quatre roues, très solidement bâties et destinées à être traînées par quatre chevaux. Ces dernières sont disposées de manière à recevoir quatre

[7] Commune britannique située dans la banlieue de Londres.

matelas légers de 6 pieds 6 pouces — 2 mètres — de long et de 2 pieds — 60 cm — de large. Les couchettes élastiques, recouvertes de matériaux imperméables, glissent sur des rouleaux dans l'intérieur de la voiture divisée en quatre compartiments. Le devant de la voiture est en planche ; le derrière, correspondant à la tête des lits et aux portes, est élastique, de manière à protéger les malades contre toutes espèces de choc. Un coffre à instruments de chirurgie est suspendu derrière la voiture et deux supports en fer se déploient à une hauteur convenable, de chaque côté, de manière à former une table pour les opérations. Au-dessus des roues antérieures, un compartiment est réservé à la provision d'eau, au linge et à diverses pièces d'habillement. De chaque côté de la voiture se trouvent six sièges commodes et bien assujettis pour les hommes moins gravement blessés ou malades, qui y trouvent un abri contre le soleil, la pluie, et un moyen de transport facile même dans un très inégal. Ces voitures peuvent ainsi porter 400 malades. Des hommes spéciaux, sortes de vétérans, ont été dressés à la manœuvre de ces caissons d'ambulance, qui doivent se ranger derrière les lignes de bataille, à une certaine distance. Ces mêmes hommes transportent du champ de bataille les blessés, qui sont opérés et placés convenablement. L'attirail entier se démonte de manière à occuper à bord un très petit volume et à pouvoir se transformer au besoin en voiture de transport très solide. »

Les trains sanitaires de la guerre de Sécession

Au cours du XIXe siècle, toutes les armées du monde suivent progressivement l'exemple de l'ambulance volante de Larrey. Aux États-Unis, lors de la guerre de Sécession opposant les États du Nord — l'Union — aux États du Sud — la Confédération — le Service médical de l'Union organise dès 1862 des corps d'ambulanciers consacrés au transport des soldats blessés. Devant le succès de ces ambulances et souhaitant voir cette pratique se généraliser au sein de l'armée, William A. Hammond, chirurgien général de l'armée américaine, présente son projet lors d'une commission médicale en août 1862 au secrétaire adjoint à la Guerre.

Contre toute attente, il se heurte à un refus catégorique de celui-ci :

« Le train de notre armée est déjà bien trop lourd et pénalise très sérieusement les mouvements des troupes sur le terrain. L'ennemi a un grand avantage sur nous en cette matière : organiser le service médical que vous proposez, en-dehors de générer des dépenses énormes, aggraverait le mal. [..] Je considère ce projet comme de nature à augmenter les dépenses et à immobiliser notre armée en y ajoutant un nombre important de non-combattants, sans aucun avantage en retour. Je me prononce donc contre son adoption. »

Trois semaines plus tard, Hammond s'efforce à nouveau de convaincre l'administration militaire de la légitimité des ambulances en adressant ses motivations au commandant en chef des armées, Henry W. Halleck :

« La rareté des ambulances, le manque d'organisation, l'alcoolisation et l'incompétence des conducteurs, l'absence totale d'aides-soignants produisent aujourd'hui les effets attendus, effets que j'estime ne pas avoir le droit de cacher à la connaissance de vos services. L'organisation du système doit être placée sous la supervision du Service médical. Un corps d'ambulance doit être créé et mis en état de fonctionner immédiatement. À ce jour, 600 blessés sont toujours sur le

champ de bataille [...]. Nombre d'entre eux sont morts de faim, d'autres mourront encore d'épuisement et tous ont subi des souffrances qui auraient pu être évitées. »

Hammond se heurte là encore à un refus. Le gouvernement américain accepte finalement début 1864 — soit un an seulement avant la fin de la guerre civile — la mise en place officielle d'un corps d'ambulanciers sous l'autorité du Service médical de l'Union. Par conséquent, 50 000 civières réglementaires, appelées *Satterlee*, sont intégrées au dispositif ainsi que des ambulances hippomobiles à quatre roues de modèle *Rucker*.[8]

Du côté de la Confédération, la réussite de quelques évacuations en ambulances est à l'initiative de *l'Ambulance Committee* de Richmond, en Virginie. Mais de nombreux problèmes d'organisation rendent le service très imparfait. Les informations sur les destinations sont souvent erronées et l'atelier de construction n'est pas équipé pour fournir une quantité suffisante de véhicules. La présence d'ambulances ne couvre donc pas les besoins de l'armée et reste fondamentalement anecdotique chez les Confédérés.

Avec l'arrivée d'un nombre important de blessés, le Service médical réalise qu'un transport rapide vers l'arrière est capital pour ne pas engorger les hôpitaux de campagne. Ainsi, la guerre de Sécession représente la première démonstration d'évacuations massives de blessés par une voie nouvelle : le chemin de fer. Bien que les premiers trains adaptés au transport de blessés soient mis en œuvre quelques années plus tôt lors de la Guerre de Crimée et lors des Guerres d'indépendance italiennes, ils ne bénéficient pas encore d'aménagements spécifiques pour le soin des soldats.

---

[8] De nombreux autres modèles de civières et d'ambulances ont été utilisés par les États de l'Union pendant la guerre de Sécession, mais les modèles cités sont les plus utilisés.

Les convois sanitaires de l'Union comportent quant à eux des wagons exclusivement dédiés à l'acheminement des blessés et malades nécessitant un accompagnement médical. Les portes d'accès sont ainsi assez larges pour faire entrer et sortir les civières et des espaces de vie sont destinés au personnel soignant.

Après la bataille de Gettysburg en 1863, l'armée du Potomac évacue plus de 15 000 blessés grâce à ces installations d'avant-garde. Quelque temps plus tard, devant l'afflux de blessés à évacuer, des trains sanitaires de l'Union assurent quotidiennement des liaisons entre Louisville et Atlanta, constituant ainsi de véritables trains-ambulances. Afin d'éviter les attaques de la Confédération, la locomotive et les wagons sont identifiés par une couleur rouge indiquant le caractère médical du convoi. Quelques années après la guerre, le docteur Cooper décrit cette signalisation :

« Les cheminées de la locomotive peintes de couleur écarlate, le capot et les tendeurs de la même couleur voyante agrémentés d'ornementations dorées. La nuit, sous le fanal de tête[9]*, une rangée de trois lanternes rouges était suspendue. Ces signaux étaient reconnus par les Confédérés et les trains ne furent jamais pris pour cibles ou inquiétés d'une quelconque manière. »*

Cette convention implicite de protection des installations médicales reflète une toute nouvelle volonté d'humanité concernant le sort des blessés en temps de guerre.

---

[9] Phare principal d'une locomotive.

La neutralité des ambulances

Au milieu du XIXe siècle, Henri Arrault, pharmacien parisien issu d'une famille de chirurgiens militaires, s'intéresse au perfectionnement des matériels médicaux portatifs de premiers secours. Après la lecture des mémoires de Larrey, il juge les voitures d'ambulance encombrantes et difficiles à manœuvrer. Arrault souhaite les alléger et aménager l'intérieur de façon rationnelle grâce à un ensemble de sacoches, de trousses chirurgicales ainsi qu'un nouveau brancard articulé.

Le matériel proposé à l'Armée par Arrault est véritablement innovant et répond à de réels besoins opérationnels. Il rédige alors une brochure imprimée à ses frais intitulée « Notice sur le perfectionnement du matériel des ambulances volantes » et l'adresse le 10 juin 1861 à Félix-Hippolyte Larrey, fils de Dominique-Jean Larrey et inspecteur du Service de santé militaire. Dans sa volonté d'améliorer le sort des blessés sur le champ de bataille, Henri Arrault soumet également la proposition d'un traité international d'inviolabilité de tous les personnels soignants ainsi que les ambulances et voitures d'ambulance :

« Ne seront plus regardés comme prises de guerre les fourgons d'ambulances, les ambulances légères et tous les objets qu'ils renferment, car ce bien est celui de tous les blessés. »

Pourtant, ce plaidoyer pour la neutralité des secours ne convainc ni les autorités françaises ni Félix-Hippolyte Larrey, ce dernier jugeant la proposition utopique et irréalisable. C'est donc un autre homme qui, quelques années plus tard, réussit à imposer la neutralité des services de santé.

En 1862, un homme d'affaires suisse, Henry Dunant, publie « Un souvenir de Solférino » dans lequel il décrit longuement la vision d'horreur de cette bataille de la campagne d'Italie ayant eu lieu trois ans auparavant.

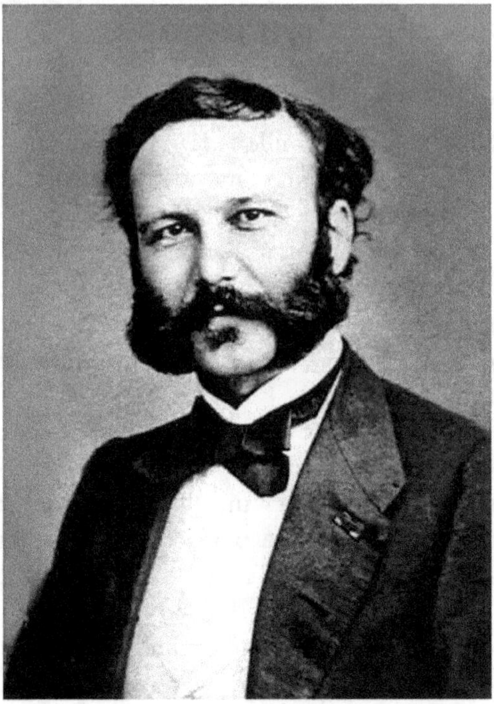

Henry Dunant (1828-1910)

Profondément choqué par l'insuffisance et la désorganisation des secours entraînant l'abandon de 6 000 morts et 40 000 blessés à l'issue des combats, Dunant participe un an plus tard, avec Gustave Moynier, juriste, les docteurs Louis Appia et Théodore Maunoir ainsi que le général Guillaume-Henri Dufour, à la fondation d'une association philanthropique d'aide humanitaire : la Société de secours aux blessés militaires (SSBM). Le succès de ce projet inédit repose sur l'idée de déployer dans chaque pays une organisation d'assistance aux blessés puis de réunir les délégués nationaux pour établir une convention commune.

La première convention est ratifiée à Genève le 22 août 1864 par douze états et royaumes européens puis deux autres en décembre de la même année.[10]

Le document comporte dix règles visant à l'amélioration de la condition des blessés sur le champ de bataille. Dans ses premiers articles, la « Convention de Genève » reprend notamment la volonté de neutralité des secours de Henri Arrault :

« Article 1 : Les ambulances et les hôpitaux militaires seront reconnus neutres, et, comme tels, protégés et respectés par les belligérants, aussi longtemps qu'il s'y trouvera des malades ou des blessés. La neutralité cesserait si ces ambulances ou ces hôpitaux étaient gardés par une force militaire.

Article 2 : Le personnel des hôpitaux et des ambulances [...] participera au bénéfice de la neutralité lorsqu'il fonctionnera, et tant qu'il restera des blessés à relever ou à secourir. [...]

Article 5 : Les habitants du pays qui porteront secours aux blessés seront respectés et demeureront libres. [...]

Article 6 : Les militaires blessés ou malades seront recueillis et soignés, à quelque nation qu'ils appartiennent. [...] Les évacuations, avec le personnel qui les dirige, seront couvertes par une neutralité absolue. »

La convention prévoit également le port d'un signe universel identifiant la neutralité des hôpitaux, des ambulances et du personnel soignant :

« Article 7 : Un drapeau distinctif et uniforme sera adopté pour les hôpitaux, les ambulances et les évacuations. Il devra être, en toute circonstance, accompagné du drapeau national. Un brassard sera également admis pour le personnel neutralisé. [...] Le drapeau et les brassards porteront croix rouge sur fond blanc. »

---

[10] Les signataires sont le grand-duché de Bade, la Belgique, le Danemark, l'Espagne, la France, le grand-duché de Hesse, l'Italie, les Pays-Bas, le Portugal, la Prusse, la Suisse et le royaume de Wurtemberg. Suivent quatre mois plus tard le Royaume-Uni et la Suède.

La neutralité des ambulances est globalement respectée par l'ensemble des nations engagées dans un conflit. La « Gazette médicale de Paris » raconte, dans une édition de 1872, la péripétie d'une ambulance volante des troupes françaises lors de la guerre franco-germanique :

« Le médecin qui commandait l'ambulance volante se rendait [...] dans ce même village de Marat. Il rencontre une patrouille de cavalerie et demande si Marat est occupé par nos troupes et si la route est libre. On lui répond que oui et qu'il peut s'avancer sans crainte, qu'il n'y a plus de Prussiens de ce côté. Il n'a pas fait cent cinquante pas qu'il se heurte à une patrouille de hulans[11] *qui le laissèrent du reste passer sans difficulté, dès qu'il leur eut dit l'objet de sa mission. Au moment où il s'éloignait, un des hulans lui demanda en français un renseignement sur la position de nos troupes ; il s'attira immédiatement une verte réprimande du chef de détachement, qui s'excusa auprès du médecin et lui assura qu'il pouvait continuer sa route en toute sécurité. »*

En 1879 puis en 1881, deux scissions interviennent à la suite de désaccords concernant la place que doivent tenir des femmes au sein de l'association. Révoltées d'avoir vu à nouveau leurs maris et fils partir au combat pendant la guerre franco-allemande de 1870, elles souhaitent apporter une aide active en cas de conflit.

La direction du Comité, très majoritairement composée d'hommes, refusant la contribution des femmes, ces femmes décident de créer leurs propres associations : la première scission donne naissance à l'Association des Dames Françaises (ADF), d'obédience catholique, puis la seconde à l'Union des Femmes de France (UFF), d'obédience protestante.

Ces trois associations, SSBM, ADF et UUF, toutes placées sous l'autorité du « Comité international de la Croix-Rouge », fusionneront de manière définitive en 1940 pour devenir « la Croix-Rouge française ».

---

[11] Cavalier allemand armé d'une lance.

La direction de l'Association des Dames Françaises est assurée par l'homme qui avait coordonné les ambulances volantes du VIe arrondissement de Paris durant la guerre de 1870, le docteur Auguste Duchaussoy. Insatisfait de la formation du personnel de ses ambulances et conscient que le dévouement ne suffit pas pour offrir des soins de qualité, il crée en 1877 le tout premier établissement de formation d'ambulancières : « l'École d'Ambulancières et de Gardes-malades ».

L'enseignement, d'une durée totale de huit mois, est constitué de cours d'anatomie, de physiologie, de pathologies, d'hygiène, de soins généraux et de premiers soins à donner aux blessés. En plus des cours théoriques, l'ADF souhaite que l'enseignement à l'hôpital, au contact des malades, y tienne une place non négligeable. Mais saturés d'étudiants en médecine, les Hôpitaux de Paris n'ont pas la capacité d'intégrer et former correctement les élèves ambulancières. En prenant l'Allemagne pour exemple où une association similaire avait créé des hôpitaux destinés à l'enseignement des garde-malades, l'ADF obtient rapidement la création d'hôpitaux d'instruction. L'Hôpital des Dames Françaises — devenu aujourd'hui l'hôpital gériatrique Henry Dunant — voit ainsi le jour dans le 16e arrondissement parisien en 1896. Consacré à l'enseignement pratique des ambulancières, c'est le tout premier établissement de ce type construit en France.

Le compte-rendu d'une réunion de l'ADF en date du 30 avril 1880 permet de comprendre la volonté de former des ambulancières :

« *Comme la nouvelle organisation de notre armée laisse peu de bras disponibles, nous voulons lui en fournir ; non pas les bras inhabiles d'ambulancières improvisées, comme nous en avons vu tant en 1870 ; nous voulons former des ambulancières instruites, disciplinées, pénétrées de la grandeur de leur rôle, même quand elles remplissent les fonctions les plus humbles ; nous voulons mettre au service de nos soldats blessés des mains expertes guidées par des cœurs vaillants.* »

En 1910, l'ADF décide d'offrir une récompense pour la réalisation d'un avion sanitaire. Marie Marvingt, sportive de haut niveau devenue pilote, que l'on surnommera plus tard « La fiancée du danger », devine facilement l'avantage procuré par un avion lors d'une évacuation sanitaire. Elle imagine alors un prototype d'ambulance aérienne avec l'aide de Louis Béchereau, ingénieur aéronautique et tout nouveau directeur technique de l'entreprise de production d'aéroplanes Deperdussin.

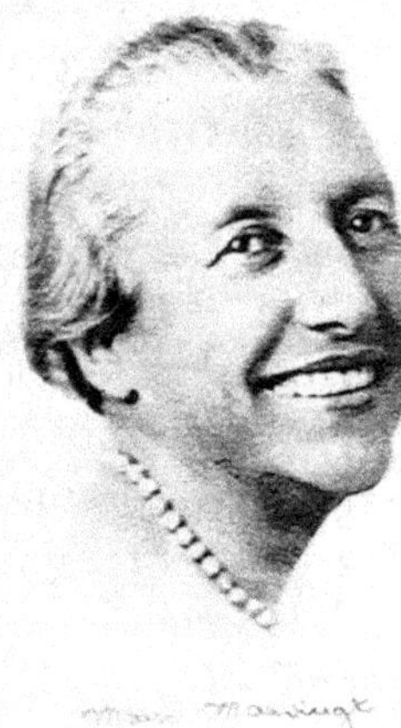

Marie Marvingt (1875-1963)

Ils réalisent ensemble les croquis d'un monoplan intégrant un brancard, mais l'établissement qui devait en construire deux modèles est accusé de malversations financières et quelques mois plus tard, la construction est stoppée.

Quand la Grande Guerre éclate, Marie Marvingt a déjà 39 ans, mais souhaite s'engager dans l'aviation. Les femmes n'y étant pas autorisées, elle se fait passer pour un homme en se déguisant et parvient à rejoindre le 42e régiment d'infanterie en se faisant appeler « Lieutenant Beaulieu ».

Démasquée à la suite d'une blessure, elle est chargée des évacuations sur le front italien pour le 3e régiment de chasseurs alpins puis, à la demande de l'État français, est à l'origine d'un service d'ambulances aériennes au Maroc.

Après la guerre, les Américains la considèrent comme « la femme la plus extraordinaire depuis Jeanne d'Arc ». Elle lance en 1929 le premier congrès de l'aviation sanitaire puis organise en 1931 le « Challenge capitaine Echeman » destiné à récompenser la meilleure transformation d'avion en avion-ambulance. En 1935, elle conçoit une formation sur les techniques, le matériel et les conditions du transport sanitaire aérien, puis poursuivra son combat en faveur du développement des évacuations de blessés par les airs.

Après être devenu avocat, un certain Mohandas K. Gandhi s'installe en 1893 en Afrique du Sud, alors colonie anglaise. Âgé de 30 ans lors de la seconde Guerre des Boers — opposant les Britanniques et deux républiques boers indépendantes — Gandhi souhaite soutenir la volonté des Indiens d'accéder à la citoyenneté sud-africaine. Il demande aux autorités coloniales l'autorisation de réunir un groupe de volontaires. D'abord peu convaincu par sa proposition, le gouvernement accepte finalement la formation dans leurs rangs d'une unité sanitaire indienne non combattante. Gandhi est ainsi chargé d'organiser un corps d'ambulanciers réunissant 1 100 Indiens, le *Natal Volunteer Indian Ambulance Corps*. Il s'agit alors de l'une des seules brigades à secourir indifféremment les blessés des deux camps.
Quelques années après le conflit, dans un courrier du 31 juillet 1906 à l'attention du Médecin Colonel James Hyslop, Gandhi vante la création d'un corps sanitaire permanent et armé :

« À mon humble avis, les hommes ont fait le travail avec empressement et habilement. L'objet du Natal Indian Congress, en permettant la formation du Corps, était de montrer que les Indiens reconnaissaient leurs responsabilités en tant que colons au Natal, et

d'inciter le gouvernement à utiliser les Indiens comme une unité permanente de la milice du Natal. J'ose penser que mes compatriotes sont essentiellement aptes au transport sanitaire et au travail hospitalier. Le soldat Forder, qui fut pris en charge à Otimati, devait, en plus d'être transporté, être soigné par nos hommes, et il était si satisfait qu'il m'a spécialement recherché lors de son rétablissement pour exprimer sa satisfaction quant à notre travail. […] Les membres du corps étaient tous des hommes non formés et non expérimentés ; ils étaient également appelés […] à affronter le danger sans armes. Si le gouvernement formait un corps d'ambulance permanent, je pense qu'une formation spéciale est absolument nécessaire et qu'ils devraient tous être armés pour leur propre protection […] »

Pour sa bravoure sur la ligne de front, Gandhi est décoré de la *Queen's South Africa Medal*, exposée aujourd'hui au *Nehru Memorial Museum* de New Delhi. Il reçoit aussi la *Natal Native Rebellion Medal* pour avoir dirigé un corps de brancardiers indiens appelé *Indian Stretcher Bearer Corps*, créé à l'occasion de la révolte des Zoulous contre les autorités coloniales anglaises en 1906. De retour en Inde, Gandhi lance en 1920 son mouvement de non-coopération face à la domination britannique et renvoie symboliquement toutes les médailles reçues lors de ces conflits au gouverneur général des Indes.

Les premières ambulances civiles

Au XIXe siècle, de nombreux hôpitaux civils se dotent d'un service d'ambulances, car en l'absence de celles-ci, les personnes blessées sur la voie publique ne peuvent qu'espérer la bonté d'un passant les déposant à l'hôpital ou à la pharmacie la plus proche. C'est de l'autre côté de l'Atlantique, au Canada, et plus précisément dans la ville de York — aujourd'hui Toronto — que le tout premier service d'ambulances civiles du monde voit le jour en 1832 pour faire face à une épidémie de choléra introduite au Québec par l'immigration irlandaise.

Aux États-Unis, la fin de la guerre de Sécession en 1865 libère le personnel médical qui va contribuer activement à l'évolution du système de santé civil américain. C'est donc cette même année que le premier service d'ambulances hospitalières est lancé dans l'Ohio par le *Commercial Hospital* de Cincinnati. Un matelas ainsi que quelques oreillers et des couvertures sont installés dans une charrette tirée par un ou plusieurs chevaux, mais ni matériel de secours ni médicaments ne sont présents par manque de place. Peu d'éléments sont connus sur l'organisation de ce service, mais les registres de l'époque indiquent qu'un conducteur d'ambulance percevait un salaire mensuel de 30 $.

Quatre ans plus tard, le lieutenant-colonel Edward B. Dalton, chirurgien militaire vétéran de la guerre de Sécession et récemment engagé par le *Bellevue Hospital* de New York[12], met en place une brigade d'ambulances hippomobiles médicalisées appelée *Rapid Response* comparable à celles qu'il avait dirigées lors de la guerre. Considérant que le taux de survie d'une victime dépend fortement de la rapidité des secours, les ambulances sont équipées de civières mobiles et de caisses contenant des attelles, des bandages, des garrots

---

[12] Le *Bellevue Hospital* est le plus ancien centre hospitalier américain encore en activité.

ainsi qu'un flacon de persulfate de fer, employé pour cautériser de petites plaies. Une autre caisse située sous le siège du conducteur contient une fiole de Brandy, une eau-de-vie similaire au Cognac très utilisée à l'époque comme antidouleur ainsi que pour ses prétendues propriétés anti-inflammatoires.

Les carrioles sont assez légères pour être tirées par un seul cheval et sont signalées par l'inscription « *AMBULANCE* » peinte en noir et vert foncé.

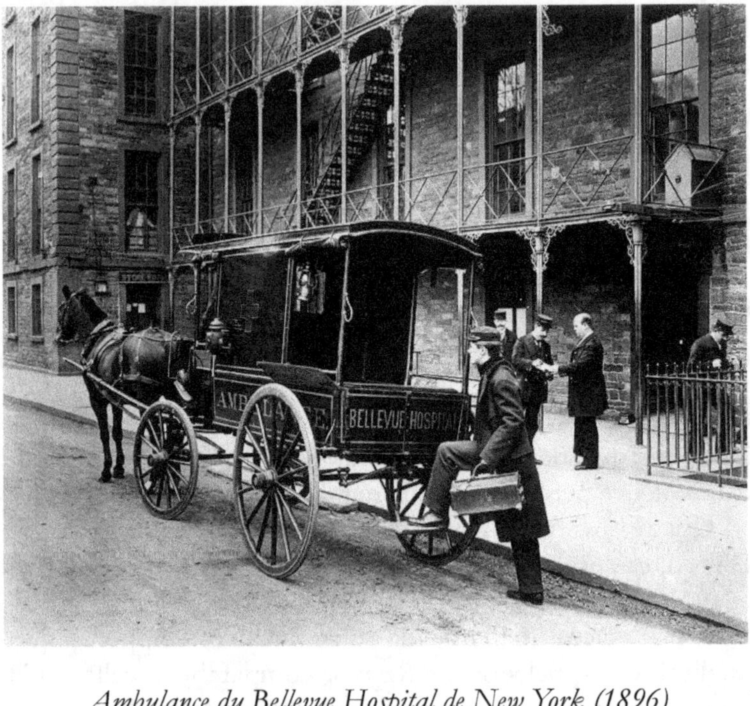

Ambulance du Bellevue Hospital de New York (1896)

Pour la première fois, le cocher dispose de la possibilité d'actionner avec son pied une clochette pour avertir les piétons de son passage. Reliée aux services de police de la ville par télégraphe, la brigade d'ambulances devient très populaire et reste unique à New York pendant huit ans. Le service assure 1 400 interventions en 1870 puis près de 4 500 en 1891 — soit une douzaine d'interventions par jour[13].

Par son organisation opérationnelle et la qualité de l'équipement de ces attelages, le service ambulancier du *Bellevue Hospital* représente rapidement un modèle dont de nouvelles structures similaires s'inspireront partout dans le monde.

Financée par des hommes d'affaires américains, la première ambulance à moteur — électrique — au monde est mise en service aux États-Unis en février 1899 par le *Michael Reese Hospital* de Chicago. La conduite est désormais plus souple et plus confortable pour le patient. Le trajet est aussi plus rapide, car l'ambulance atteint une vitesse maximale de 25 km/h.

Un an plus tard, New York inaugure une seconde ambulance motorisée d'une puissance de 1,5 kW. La « Gazette médicale de Paris » cite le 2 septembre 1899 un journal américain :

« On s'est servi pour la première fois à New York d'une automobile comme voiture d'ambulance, pour transporter à l'hôpital un homme qui se mourait d'une hémorragie. Grâce à la rapidité de ce moyen de locomotion, le malheureux qui perdait tout son sang a pu être soigné à temps et sauvé. »

Cependant, les ambulances électriques ne résisteront pas au développement des moteurs à explosion garantissant une autonomie et une puissance bien supérieures. La première ambulance automobile à essence, la *Palliser*, est mise en service au Canada en 1905 et est conçue pour être utilisée sur un champ de bataille. Nommée en l'honneur du Capitaine John Palliser — géographe et écrivain canadien — elle possède trois roues, une à l'avant et deux à l'arrière, et dispose de boucliers pare-balles en acier afin de protéger le personnel ambulancier.

---

[13] La population de New York est alors de 2 500 000 habitants, dont 1 500 000 sur l'île de Manhattan.

Deux ans plus tard, aux États-Unis, l'entreprise *Sayers & Scovill* présente la première ambulance américaine avec moteur à essence au salon de Chicago. Développant 27 chevaux, il s'agit en réalité d'un camion de deux tonnes possédant des aménagements pour être utilisé en tant qu'ambulance ou corbillard.
Les premières ambulances assemblées en série sont fabriquées dès 1909 par l'entreprise *James Cunningham, Son & Company*, un constructeur de fourgons mortuaires situé à Rochester dans l'État de New York. Elles sont équipées d'un moteur à combustion interne à quatre cylindres développant 32 chevaux et portent le nom de *Model 774 Automobile Ambulance.*

Le 8 décembre 1881, un incendie se déclare sur la scène du Théâtre du Ring, à Vienne, en Autriche. Les 2 000 spectateurs présents ce soir-là pour une représentation des Contes d'Hoffmann tentent de fuir précipitamment les lieux, mais les issues ne sont pas dimensionnées pour une évacuation aussi soudaine. Le feu se propage rapidement et le théâtre s'embrase entièrement. Les secours arrivent une demi-heure après le début de l'incendie, mais mal organisés et mal équipés, l'opération de sauvetage est un échec : entre 500 et 1000 personnes décèdent et des centaines sont blessées.

Dès le lendemain de la catastrophe, un des témoins de l'incendie, le docteur Jaromir von Mundy, s'appuyant sur son expérience de médecin militaire durant la guerre franco-allemande, participe à la création du premier service de secours européen, la *Wiener Freiwillige Rettungsgesellschaft* dont le service d'ambulances démarre en avril 1882 et fonctionnera jusqu'en 1938.

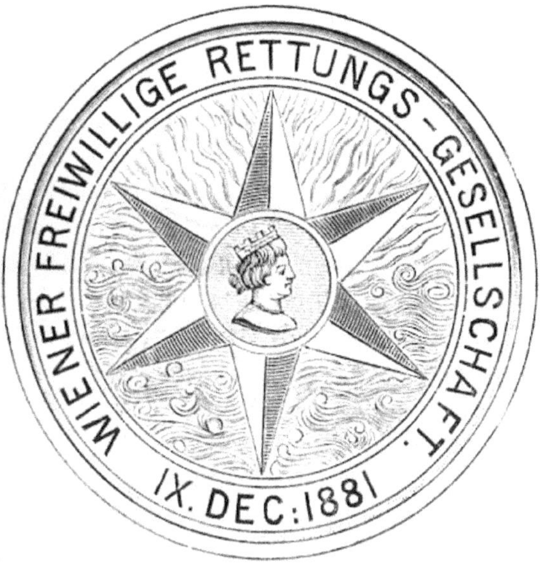

Armoiries de la Wiener Freiwillige Rettungsgesellschaft

Grâce à l'engagement d'une centaine d'étudiants en médecine et la formation d'une trentaine d'ambulanciers, le service ouvre plusieurs stations d'ambulances dans la capitale autrichienne et aide à la création d'une organisation similaire en Pologne, influençant ainsi de nombreuses initiatives identiques à travers l'Europe à la fin du XIXe siècle.

Au Royaume-Uni, des volontaires créent en 1877 la *Saint John Ambulance Association*, une organisation caritative bénévole ayant pour objectif la formation des policiers ainsi que des travailleurs de l'industrie ferroviaire et minière aux premiers secours. Dix ans plus tard, devant le succès de ces formations, l'association organise à Londres un service d'ambulances dans le but d'offrir des soins médicaux lors de manifestations publiques, c'est la création de la *Saint John Ambulance Brigade* qui est aujourd'hui encore le principal service d'ambulances en Angleterre.

En 1903, l'association décide de créer une brigade en Irlande, au sein des écuries de la plus importante brasserie au monde, la *Guinness Brewery* située à Dublin. Chargé d'organiser des cours de premiers secours aux employés, le docteur John Lumsden, médecin-chef de la brasserie, fonde le premier service d'ambulances de la capitale irlandaise, la *Saint John Ambulance Brigade of Ireland*. Deux ans plus tard, la municipalité de Dublin crée la *City of Dublin Ambulance Division* à la suite du décès tragique d'un agent de police de 29 ans qui tentait de secourir plusieurs ouvriers victimes d'une fuite de gaz.

En Australie, le docteur Seymour Warrian, médecin militaire, décide de créer un service d'ambulance lorsqu'il assiste à la chute d'un cavalier durant un spectacle. Souffrant d'une fracture de la jambe, des spectateurs pourtant bien intentionnés l'aident à se relever, aggravant sa blessure. La *City Ambulance Transport Brigade* voit ainsi le jour en septembre 1892, mais ne possède pas immédiatement de véhicules. Les ambulanciers transportent alors les victimes à pied, à l'aide d'une simple civière. Après la création de près de 100 nouvelles brigades, leur fusion permet de créer en 1991 le *Queensland Ambulance Service*, quatrième plus important service d'ambulances au monde.

Pionnière des ambulances militaires, la France doit attendre 1882 pour voir la création de son premier service d'ambulances civiles à Paris. 50 ans après Toronto, la capitale française prend la décision de transporter les malades atteints de la variole. La préfecture de Police demande alors l'élaboration d'un modèle de voiture à traction hippomobile aménagée pour le transport paramédicalisé de patients contagieux à l'hôpital. Trois ambulances sont ainsi fabriquées, l'une stationne à l'Hôpital Saint-Louis et les deux autres à l'Hôtel-Dieu. Les voitures, tirées par un seul cheval, mesurent 2 mètres de longueur, 1,20 mètre de largeur et 1,70 mètre de hauteur. Elles interviennent sur certificat médical, à la demande de la police municipale de Paris. Le service est un véritable succès : cinq ans après leur mise en place, les ambulances de la préfecture ont conduit pas moins de 1 160 malades contagieux vers les hôpitaux parisiens. C'est la naissance des Ambulances Municipales.

En 1889, l'utilisation du téléphone, apparu une quinzaine d'années plus tôt, participe à l'amélioration de la transmission des alertes et favorise la création de deux stations d'ambulances supplémentaires, l'une rue Staël dans le 15e arrondissement et l'autre rue de Chaligny dans le 12e.

Parallèlement aux Ambulances Municipales, le docteur Henri Nachtel, chirurgien aux ambulances de la guerre franco-allemande de 1870, publie en 1884 un livre intitulé « L'organisation à Paris d'ambulances urbaines analogues à celles des grandes villes d'Amérique ». De retour d'un voyage à New York où il a observé le fonctionnement des 23 ambulances américaines, il propose l'instauration de services d'ambulances rattachés aux hôpitaux publics et non à la préfecture de Paris comme c'est le cas pour les Ambulances Municipales. En effet, il lui semble que les ambulances basées dans les hôpitaux rendent un service plus efficace et permettent de donner de meilleurs soins grâce à la présence d'un médecin hospitalier à bord.

Auteur de la préface, Victor Hugo lui apporte son soutien :

« *New York a commencé, Paris continuera. Ce que vous conseillez, Monsieur, est conseillé par la raison et par l'évidence. Le succès confirmera vos affirmations : il est clair, il est net, il est humain. Je vous approuve et je vous félicite.* »

C'est le 1er juin 1888, sous l'appellation des Ambulances Urbaines, qu'est inauguré un service public d'ambulances médicalisées gratuites destinées à la prise en charge des blessés et malades recueillis sur la voie publique. Lointaine origine des Structures Mobiles d'Urgence et de Réanimation (SMUR) d'aujourd'hui, ce service disponible 24 h/24 s'établit à l'hôpital Saint-Louis où un pavillon a été spécialement construit, mais ne dessert qu'une partie de la capitale, un cinquième environ.

Un cocher et un interne-ambulancier sont chargés du relevage, du conditionnement et de la surveillance de la victime des lieux de l'intervention jusqu'à l'hôpital. Les ambulances sont munies d'un strapontin fixé à côté du brancard qui sert de siège à l'interne. S'inspirant du schéma new-yorkais, les ambulances de Nachtel sont équipées d'une clochette extérieure. Les autres cochers et les piétons peuvent ainsi être prévenus de l'approche d'une ambulance et lui libérer le passage. C'est la première fois qu'un système sonore est utilisé en France pour avertir de l'arrivée d'un véhicule sanitaire.

On retrouve les objectifs des Ambulances Urbaines dans leurs statuts :

« […] porter secours gratuitement, dans le plus bref délai possible, aux victimes d'accidents de toute nature, d'épidémies, de maladies subites, de tentatives de meurtre ou de suicide, sur la voie publique ou dans les lieux publics, ateliers, usines, chantiers, arsenaux, théâtres, etc., et de les transporter soit à leur domicile, soit à l'hôpital le plus voisin ».

Dès la mise en place des Ambulances Urbaines, Henri Lozé, alors jeune préfet de police de la ville de Paris, adresse aux commissaires la circulaire suivante :

Paris, le 25 juin 1888

Monsieur,
Un service des ambulances urbaines, dû à l'initiative privée, a été inauguré à Paris, le 1er juin courant. Il a pour but d'assurer des secours immédiats aux malades et blessés, et leur transport soit chez eux, soit à l'hôpital.
Le siège des ambulances urbaines est à l'hôpital Saint-Louis, où se trouvent remisées trois voitures, dont une, toujours attelée, est prête à marcher à toute heure de jour ou de nuit.

Un réseau téléphonique relie le siège des ambulances à vingt-huit pharmacies ou postes de police [...].
Ce service fonctionne ainsi qu'il suit :
Lorsqu'un malade ou un blessé est amené dans un de ces postes ou dans une de ces pharmacies, que son état est reconnu assez grave pour nécessiter son transport soit chez lui, soit à l'hôpital, le chef de poste ou le pharmacien demande, par téléphone, la voiture remisée à Saint-Louis. Cette voiture, dans laquelle prend place un interne de l'hôpital, vient immédiatement chercher le malade.
Je vous prie, monsieur, de prendre bonne note de ces indications.
Recevez, monsieur, l'assurance de ma parfaite considération.

Le préfet de police,
H. Lozé

Quelques années plus tard, en 1895, les Ambulances Municipales et les Ambulances Urbaines fusionnent en un « Service des Ambulances de la Ville de Paris » fonctionnant sous l'autorité de la préfecture de Paris. Elles conservent toutefois leur rôle propre : le transport paramédicalisé de malades contagieux pour les Ambulances Municipales et la prise en charge médicalisée des victimes d'accidents de la voie publique pour les Ambulances Urbaines.

À la toute fin du XIXe siècle, le service rencontre quelques difficultés d'ordre financier. Le nombre de véhicules disponibles est parfois insuffisant et le requérant doit à présent payer cinq francs pour obtenir une ambulance s'il ne possède pas de certificat médical. C'est pourquoi, en 1907, à la suite d'une épidémie de scarlatine, la distinction entre les deux types de voitures est supprimée. Malgré une activité en hausse, les autorités médicales sont peu convaincues par la médicalisation des ambulances. Persuadés que la place des médecins se trouve dans les hôpitaux et non dans la rue, ceux-ci sont remplacés par des infirmiers et les ambulances médicalisées disparaissent.

En 1909, avec cinq ans de retard, deux ambulances automobiles sont achetées et réservées aux trajets les plus longs. Le résultat est sans appel : ces voitures à moteur réalisent en une journée trois fois plus de transports qu'une voiture hippomobile. L'arrivée de ces premières ambulances à moteur annonce alors le déclin de l'utilisation du cheval.

L'année suivante, une régulation centrale est chargée de réceptionner les demandes puis de coordonner les véhicules en fonction des besoins. Situé au 5 avenue Victoria, jouxtant le siège de l'Assistance publique dans le 4e arrondissement, ce central d'appel est relié par système télégraphique ou par téléphone à sept stations d'ambulances :

- Rue de Chaligny (12e arrondissement)
- Rue Caulaincourt (18e arrondissement), qui comprend deux stations
- Rue Bichat (10e arrondissement)
- Rue du Marché-Saint-Honoré (1er arrondissement)
- Rue de Staël (15e arrondissement)
- Rue de Tolbiac, à l'asile de Michelet (13e arrondissement), destiné aux parturientes.

Quelques grandes villes de France imitent Paris dans sa volonté de développer des secours médicaux d'urgence.

À Bordeaux, le docteur Émile Mauriac, médecin des hôpitaux de Bordeaux et inspecteur général de la salubrité, est, dès 1890, à l'origine de la Société des Ambulances urbaines dont le but est :

« 1° De donner les premiers soins, dans le plus bref délai possible, aux blessés de la rue et des ateliers, aux noyés et aux asphyxiés, ainsi qu'aux personnes atteintes d'indisposition subite sur la voie publique. […]

2° De transporter gratuitement, soit à l'hôpital, soit à domicile, les malades et blessés qui auront reçu les premiers soins […] et qui ne seront pas en état de marcher. »

Dotées d'un étudiant en médecine et d'un auxiliaire sanitaire — un infirmier ou un brancardier militaire — les

ambulances jugées trop coûteuses et inutiles sur de petites distances sont remplacées par de simples brancards disposés aux quatre coins de la ville. L'économie réalisée permet de multiplier les postes de secours fixes. Les frais annuels du premier local bordelais s'élèvent à 5 000 francs quand celui de Paris, situé à l'hôpital Saint-Louis, en coûte 30 000. En 1898, la Société des Ambulances urbaines de Bordeaux comptabilise plus de 38 000 blessés secourus sur la voie publique depuis sa création.
À Lyon, c'est le 4 août 1901 qu'est inauguré le service municipal d'ambulances destinées à recueillir les victimes d'accidents de la voie publique, puis à les conduire dans les hôpitaux pour y être soignés. Cette mission est confiée au service d'incendie de la ville : les sapeurs-pompiers lyonnais sont ainsi les premiers en France à assurer ce type de secours publics.

Lors de la première moitié du XXe siècle, d'innombrables remaniements du système aboutissent le 1er avril 1941 à la transformation du « Service des Ambulances de la Ville de Paris » en « Service des Ambulances des Hôpitaux de Paris ». L'autorité du service est confiée à l'Assistance publique qui est alors chargée de fournir le matériel médical et le personnel des ambulances.

La Grande Guerre

La Première Guerre mondiale est source de progrès techniques et technologiques considérables. On assiste notamment à la généralisation de l'artillerie. Légère, lourde, antichar, antiaérienne, elle se diversifie, devient plus puissante, plus précise et en conséquence plus meurtrière. Elle sera la cause de près de 70 % des pertes humaines de la Grande Guerre, engendrant des hémorragies, mais également des septicémies souvent fatales. Amputés, défigurés, brûlés, les soldats saturent rapidement des hôpitaux mal équipés et le service de santé militaire est complètement dépassé par l'abondance de blessés.

Au début du conflit, les états-majors n'anticipent pas un afflux massif de blessés ni une telle gravité des lésions. En analysant le type de blessure reçue par les soldats lors de la guerre russo-japonaise (1904-1905) et des guerres des Balkans (1912-1913), le Service de Santé prévoit des traumatismes pour la plupart bénins, peu infectés et préconise une évacuation rapide des blessés loin du front où les chirurgiens peuvent opérer dans de meilleures conditions. Le médecin-inspecteur général Edmond Delorme définit alors l'évacuation sanitaire en ces mots :

« *Emballer, étiqueter, expédier* ».

Durant les premiers mois de la guerre, la priorité est donc d'évacuer l'ensemble des blessés de l'avant en direction des hôpitaux de l'arrière, loin des combats. Les invalides sont évacués sans traitement avancé [14] vers les gares les plus proches, puis sont acheminés par voie ferrée, sans accompagnement, vers les hôpitaux. Cependant, les trains sanitaires mettant deux à cinq jours pour arriver à destination, rendant impossible la maîtrise du flux massif de

---

[14] Seuls les soldats souffrant d'hémorragies, ceux nécessitant une amputation ou qui présentent des traumatismes crâniens graves, de larges plaies abdominales ou une septicémie, sont considérés intransportables et donc opérés avant leur évacuation vers l'arrière.

victimes. Les morts s'accumulent dans les wagons et les survivants saturent les hôpitaux. Des centaines de soldats perdent la vie dès le début des hostilités, faute de soins immédiats.

Devant ce désastre sanitaire, le Service de Santé cherche à s'adapter et à se réorganiser. Une chaîne de traitement à plusieurs niveaux se met alors progressivement en place. Sur le front s'organisent des postes de secours distingués par une croix rouge. Les nombreux soldats blessés sur le champ de bataille tentent de les rejoindre par leurs propres moyens quand ils le peuvent ou avec l'aide de brancardiers. Ces derniers, qui ne peuvent s'éclairer sans attirer l'attention de l'ennemi, relèvent et transportent sur des brouettes porte-brancards, à travers la boue et les cadavres, les soldats incapables de se déplacer. Ils sont parfois aidés par des chiens sanitaires, véritables auxiliaires de recherches de survivants.

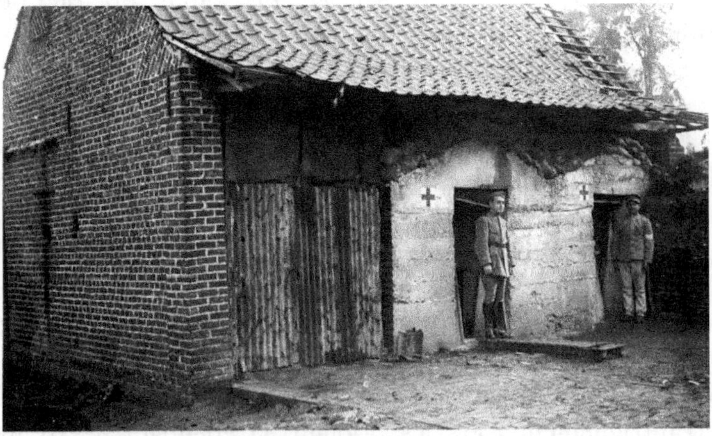

Poste de secours à Laventie, Pas-de-Calais (1917)

Une fois le tri initial et les premiers soins effectués au poste de secours, les blessés sont évacués par camions vers les ambulances, hôpitaux intermédiaires implantés à 15 ou

20 kilomètres du front. Un triage médico-chirurgical permet alors de catégoriser les nombreux blessés en fonction de leur degré d'urgence : les blessés légers d'une part, qui peuvent marcher seuls et sans douleur, les blessés moyens d'autre part, qui marchent difficilement, mais qui ne souffrent pas d'hémorragies importantes, puis enfin les blessés les plus graves qui souffrent de fractures ou d'hémorragies massives.

Les soldats appartenant aux deux premières catégories sont soignés sur place tandis que pour les blessés les plus graves, nécessitants de lourdes chirurgies et intransportables en l'éta, des hôpitaux chirurgicaux mobiles, inventés par le docteur Maurice Marcille, chirurgien des hôpitaux de Paris, sont implantés près des ambulances. Apparues en 1915 et destinées à opérer sur place les soldats qui seraient morts lors de leur transfert à l'hôpital, ces « ambulances chirurgicales automobiles », surnommées « autochir », sont de véritables petits hôpitaux mobiles, autonomes, chauffés et éclairés, équipés de plusieurs salles d'opération, de radiologie, de laboratoires, de stérilisation et de pharmacie. Transportées par camion, les ambulances chirurgicales sont opérationnelles en quelques heures seulement. Une fois opérés, les convalescents sont envoyés vers les hôpitaux d'évacuation situés à l'arrière, hors de la zone de combats.

En 1915, Maurice Ravel, compositeur de 40 ans au talent déjà incontesté, tente de s'engager dans l'aviation militaire, mais il est réformé en raison de sa petite taille et de son faible poids. Il multiplie alors les démarches pour être malgré tout reconnu apte au service et rejoint en mars 1916 la section TM 171[15] de Bar-le-Duc, près de Verdun, en tant qu'engagé volontaire. Un mois plus tard, il est admis dans le corps ambulancier et envoyé au château des Monthairons, dans la Meuse, où il a notamment la charge d'y transporter des soldats américains blessés au front. Le château est alors

15 TM signifiant « Transport de matériel ».

occupé par une ambulance chirurgicale automobile, l'autochir n° 13.
En 1918, Walt Disney abandonne l'école et souhaite s'engager auprès de la Croix-Rouge, mais âgé de seulement 16 ans au lieu des 17 requis, il doit falsifier la date de naissance de son passeport pour pouvoir se porter volontaire. Il est accepté le 16 septembre 1918 et est incorporé à la division des ambulances de la Croix-Rouge américaine en France. Il débarque au Havre le lendemain de l'armistice, le 12 novembre 1918. Il est rapidement assigné à la conduite d'ambulances pour l'hôpital d'évacuation n° 5 à Paris où il reste un peu moins d'un an puis rentre aux États-Unis en septembre 1919.

De nombreux personnels soignants ont rapporté par écrit leur quotidien durant la Grande Guerre. Charles Leleux, avocat à la Cour d'Appel de Paris et ambulancier lors du conflit, apporte un témoignage empreint de naïveté alors que son ambulance, arrivée de la capitale la veille, atteint pour la première fois la frontière franco-allemande en août 1914 :

« Au premier carrefour, nous prenons un chemin qui oblique vers le nord et nous commençons à descendre, lorsque des appels nous arrêtent : ce sont des brancardiers qui ont aperçu notre convoi et nous demandent de prendre trois blessés, ramassés tout à l'heure près du front. "Réglementairement", cela ne doit pas se faire, et au surplus nos voitures remplies de matériel ne peuvent recevoir aucun blessé ; mais qui pense au règlement, à cette heure ? Des blessés ! nos premiers blessés ! ils nous sont sacrés, ces pauvres petits soldats qui viennent de se battre et qui souffrent. Aussi, avec quelle joie, avec quels soins touchants nos ambulanciers s'empressent-ils autour d'eux : "Tiens, bois, cela te remettra." Et puis, doucement, tout doucement, les voilà qui hissent les brancards et qui les installent, avec d'infinies précautions, sur le toit même de nos fourgons. Auprès de chacun des blessés, un ambulancier demeure, juché je ne sais comment, mais dévoué, attentif, essayant de distraire son malade et de lui faire oublier la douleur. »

Mais bien vite, la plupart des soignants ressentent une relative impuissance face au nombre de blessés et à la gravité de leurs blessures. Dans une lettre adressée à son oncle, datée du 28 janvier 1915, Gilbert Bonnefoy décrit l'évacuation des soldats blessés dans les Vosges :

« En réponse à ce que tu me demandes voilà comment se fait le métier qui m'est attribué. Régulièrement nous devons être au moins à 1 500 mètres de la ligne et ne ramasser les blessés qu'au moment d'une accalmie ou de la cessation du combat. Mais où je me trouvais ce n'était sinon pas possible du moins pas facile à moins de laisser souffrir ou mourir les camarades. […] Il arrive tout de même qu'il y en ait des blessés parmi nous, […] cela ne nous empêche pas d'être traités de fricoteurs ou d'embusqués, mais souvent par de bien tristes individus et quand on a conscience de faire son devoir comme il faut, on en rit. »

Le chirurgien lyonnais Auguste Verrière décrit, dans son journal de campagne, la difficulté d'obtenir des voitures d'ambulance afin d'évacuer les soldats blessés. Mobilisé le 1er août 1914, il est affecté à l'ambulance 5/14 :

« Lundi 7 Août : […] à partir de midi les blessés commencent à rappliquer nous demandons des voitures ; comme à 3 heures rien n'est arrivé nous employons les voitures de réquisitions : à 5 heures seulement arrivent les voitures de Beaumevielle et une section de voitures automobiles, mais c'était trop tard de Gaulejac avait tout fait partir ; aussi il reçoit une engueulade du Commandant du Corps d'Armée !!!!!! »

« Mercredi 9 Août : à la première heure on envoie un cycliste à Roy pour demander des autos par téléphone : nous avons presque 180 blessés : trois sont morts dans la nuit ; Beaumevielle arrive vers 6 heures avec ses voitures d'ambulance et commence ses évacuations. »

Avec l'amélioration du moteur à explosion, les voitures d'ambulance gagnent en volume et en rapidité d'intervention. De nouvelles techniques sont alors mises en place comme les ambulances de radiologie, appelées *a posteriori* « Les petites Curie ». Cette technologie permettant de repérer les fractures et les éclats métalliques logés dans le corps des blessés, la chimiste Marie Curie souhaite transporter des appareils de radiologie au plus proche du front pour limiter le déplacement des soldats mutilés. Elle crée ainsi, dès 1914, des unités mobiles équipées d'appareils à rayons X et composées d'un médecin, d'un manipulateur en radiologie et d'un chauffeur. Marie Curie se déplace en personne sur le front des différentes batailles, puis sa fille âgée de 18 ans, Irène, la rejoint à la fin de l'année et prend le contrôle des opérations. Sa mère se consacre alors à la formation des manipulateurs en radiologie. À la fin de la guerre, les ambulances radiologiques ont permis de secourir plus d'un million de blessés en permettant l'extraction d'un grand nombre de projectiles.

Dès le début de la Première Guerre mondiale, et ce, avant même que les États-Unis ne rentrent en guerre à la fin de l'année 1917, de jeunes étudiants américains souhaitent apporter leur aide à la France. Ils quittent leurs études et embarquent pour l'Europe dans le but d'assister le service sanitaire français au sein de trois services américains d'ambulances : l'*American Field Service* (AFS), qui est rapidement fondée par Abraham P. Andrew[16] en 1915 puis, plus modestement, l'*American Volunteer Motor Ambulance Corps* et la *Harjes Formation.* Les étudiants américains de l'AFS, dont fait partie le futur écrivain et prix Nobel de littérature Ernest Hemingway, se placent alors sous le commandement de l'armée française. L'organisation, dont la devise est « Tous et tout pour la France », devient la plus importante structure d'ambulanciers volontaires américains en France et la direction s'installe au 21 rue Raynouard à Paris, où une plaque commémorant les 2 437 engagés volontaires est encore visible de nos jours.

---

16 Ancien professeur d'économie à l'université d'Harvard et futur secrétaire adjoint au Trésor des États-Unis.

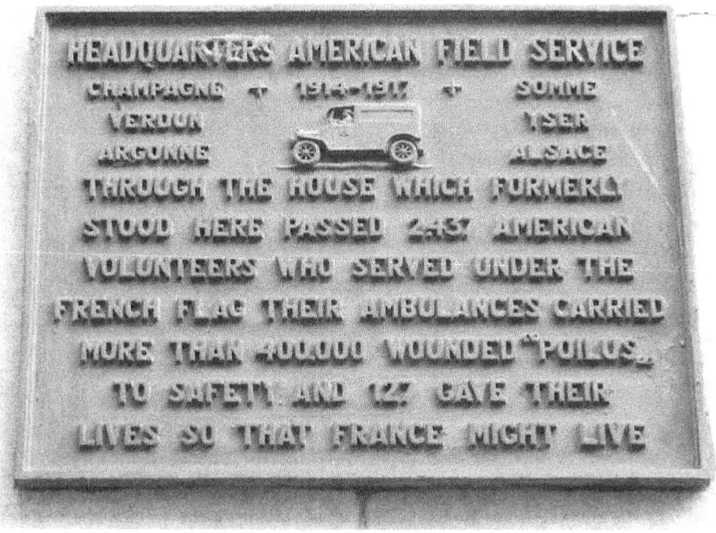
HEADQUARTERS AMERICAN FIELD SERVICE
CHAMPAGNE 1914-1917 SOMME
VERDUN YSER
ARGONNE ALSACE
THROUGH THE HOUSE WHICH FORMERLY
STOOD HERE PASSED 2437 AMERICAN
VOLUNTEERS WHO SERVED UNDER THE
FRENCH FLAG THEIR AMBULANCES CARRIED
MORE THAN 400,000 WOUNDED "POILUS"
TO SAFETY AND 127 GAVE THEIR
LIVES SO THAT FRANCE MIGHT LIVE

Plaque située devant l'ancien siège de l'AFS à Paris

À sa création, l'AFS, ne compte pourtant que 16 engagés et une douzaine de voitures Ford T, spécialement aménagées en ambulances et pouvant chacune prendre en charge trois blessés allongés ou quatre assis. Dans les faits, elles transportent régulièrement jusqu'à huit blessés simultanément et se révèlent particulièrement efficaces et confortables sur les chemins chaotiques du front. Le premier convoi, partant de l'hôpital américain de Neuilly-sur-Seine le 3 avril 1915 en direction des Vosges, forme la Section Z. Avec le développement rapide de l'AFS, les véhicules sont regroupés en unités appelées Sections sanitaires américaines (SSA) toutes pourvues d'une vingtaine d'ambulances, d'un véhicule de ravitaillement et d'un autre de commandement. Dès la fin du mois d'avril, trois sections sont déjà créées : la SSA 1 est basée à Dunkerque, la SSA 2 à Pont-à-Mousson, et la Section Z, renommée SSA 3, à Saint-Maurice-sur-Moselle.

À la fin du mois de décembre 1915, les bombardements s'intensifient dans les Vosges et la SSA 3 tourne à plein régime. Situé à proximité des affrontements, l'hôpital de Moosch est particulièrement sollicité. L'ambulancier, et futur médecin, Tracy J. Putnam [17] décrit la situation du 22 décembre :

« L'hôpital est de plus en plus bondé. [...] Il n'y a de place que pour six brancards dans la salle de triage, et il y a une règle interdisant de déposer les blessés avant leurs enregistrements. C'est ainsi qu'aujourd'hui, six voitures ont attendu deux heures avant d'être déchargées, les pauvres malheureux à bord pleurant pour qu'on les en sorte. »

Les évacuations vers les hôpitaux s'effectuent fréquemment dans l'obscurité, phares éteints afin de ne pas révéler les itinéraires empruntés. La nuit de Noël 1915, Richard N. Hall, un étudiant originaire du Michigan âgé de 21 ans et opérant pour la SSA 3, est tué au volant de son ambulance dans l'explosion d'un obus sur la route d'un sommet stratégique du Haut-Rhin, le *Hartmannswillerkopf*. Son corps est retrouvé au petit matin par un autre ambulancier qui empruntait le même chemin. Décoré de la Croix de Guerre à titre posthume, il est le premier des 127 ambulanciers américains de l'AFS qui trouveront la mort en service pendant la Première Guerre mondiale.

Lorsque débute la meurtrière bataille de Verdun[18] en 1916, l'AFS soutient les services sanitaires de l'armée française face au grand nombre de blessés. L'ambulancier William Y. Stevenson témoigne de l'horreur des combats :

« Une vingtaine d'obus tombèrent autour de nous. C'était le bombardement le plus important auquel j'avais jamais assisté. J'étais content que mon esprit soit occupé pour ne pas trop y penser. Deux hommes qui se trouvaient à un peu moins de 100 mètres furent

---

[17] Le docteur Tracy J. Putnam découvrira, entre autres, l'utilité de la phénytoïne contre l'épilepsie en 1938.

[18] La bataille de Verdun causa plus de 300 000 pertes dans les deux camps, soit plus de 1 000 morts chaque jour pendant dix mois, de mars à décembre 1916.

décapités et plusieurs chevaux trouvèrent la mort. Je pouvais sentir que nous allions vivre une période mouvementée. »

Henry Sheahan, étudiant à Harvard, raconte l'enfer de sa mission :

« Les blessés, capables de marcher, passaient devant les rayons des phares, le rouge des taches de sang se détachait du blanc de leurs bandages, présentant un vif contraste. Au poste de secours, les hommes qui étaient morts dans les ambulances étaient jetés à la va-vite sur l'herbe, au bord de la route, et recouverts d'un drap. Je n'avais jamais vu un tel cirque. »

À l'instar des Américains, des *quakers*, membres britanniques de la « Société religieuse des Amis », fondent une organisation d'ambulanciers nommée *The First Anglo-Belgian Ambulance Unit*, dirigée par le mathématicien Philip J. Baker. L'unité, qui dispose au plus fort de son activité d'un millier d'engagés volontaires, prend plus tard le nom de *Friends' Ambulance Unit* (FAU) et coordonne les évacuations de centaines de milliers de blessés à travers l'Europe.

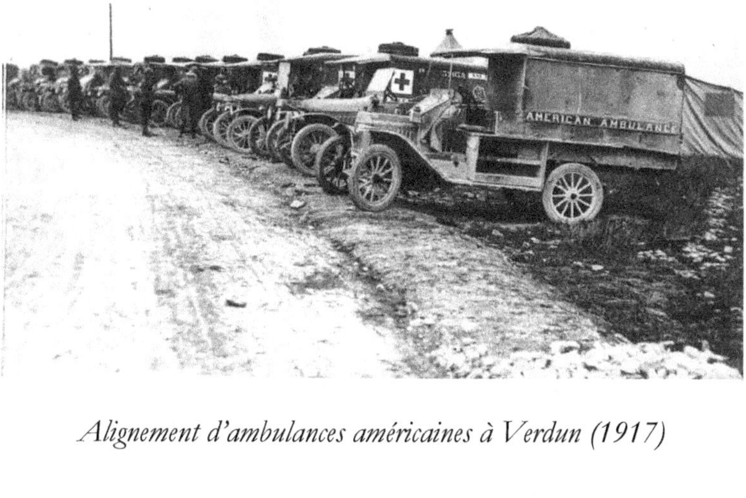

Alignement d'ambulances américaines à Verdun (1917)

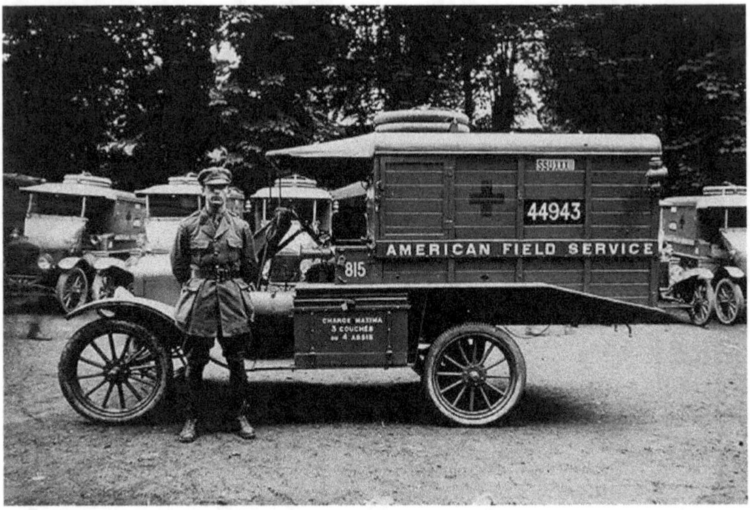

Un ambulancier de l'AFS devant l'ambulance 815 (1917)

Le service fonctionne pendant toute la Première Guerre mondiale sous l'administration de la Croix-Rouge britannique, puis est dissout en 1919 avant de redevenir opérationnel lors de la Seconde Guerre mondiale.

Dans l'incertitude de l'existence réelle du transport par montgolfières de 166 blessés lors du siège de Paris en 1870, la première évacuation sanitaire aérienne avérée est probablement celle d'un pilote franco-slovaque, le sous-lieutenant Milan Rastislav Štefánik[19]. Atteint d'une dysenterie et de complications pulmonaires, il bénéficie le 16 novembre 1915 d'un premier transfert aéroporté effectué par le commandant Robert Dangelzer sur une distance de 80 kilomètres, entre Kosovska Mitrovica et Prizren, en Royaume de Serbie. C'est ensuite le lieutenant Louis Paulhan qui le conduit le 22 novembre à Vlora, en Albanie, à bord

[19] Štefánik, devenu général de brigade en 1918, sera l'un des cofondateurs de la République tchécoslovaque.

d'un avion de reconnaissance Farman MF.11 sur près de 220 kilomètres.
L'année suivante, le concept d'évacuation par la voie des airs est repris par le docteur et député du Puy-de-Dôme Eugène Chassaing qui propose dans l'objectif de diminuer les coûts de fabrication d'aménager un avion d'occasion pour le transport sanitaire. Son projet est présenté à l'Assemblée nationale le 23 février 1917, et grâce au soutien de Justin Godart, sous-secrétaire d'État au Service de santé militaire, un Dorand AR.2, un avion de reconnaissance à armature en bois, lui est livré. L'aménagement est réalisé par le capitaine Dalsace et consiste à supprimer le poste du mitrailleur pour y installer deux brancards superposés. La première tentative a lieu sur la base aérienne de Villacoublay, le 22 septembre 1917, puis d'autres essais sont effectués durant tout le mois de novembre. Six appareils sont finalement transformés en avions sanitaires, mais leurs performances limitées les font rapidement disparaître au profit d'un biplan plus moderne, le Breguet 14.

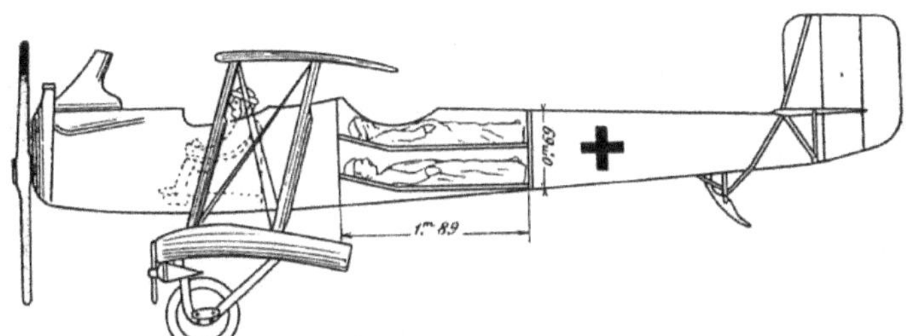

Plan du Dorand AR.2 modifié en avion-ambulance

Les secours bleus, blancs et rouges de l'entre-deux-guerres

À partir de la création du Bataillon des sapeurs-pompiers de Paris le 18 septembre 1811, faisant suite à l'incendie de l'ambassade d'Autriche, la lutte contre le feu demeure leur unique charge pendant plus d'un siècle, jusqu'au 13 août 1925, quand un décret élargit leurs compétences opérationnelles en prévoyant leur participation « aux secours, tant contre les incendies que contre les périls ou accidents de toute nature menaçant la sécurité publique ». La Seine se trouvant être historiquement le lieu de nombreuses noyades, accidentelles ou non, le Bataillon — devenu Régiment en 1866 — met en œuvre un service de secours aux brûlés et aux asphyxiés. La polyvalence du Régiment le rend également susceptible de prendre en charge les accidentés de la voie publique et met directement en concurrence les pompiers de Paris avec le Service des Ambulances des Hôpitaux de Paris. Cet élargissement des compétences est à l'origine d'une certaine rivalité entre les ambulances hospitalières et les sapeurs-pompiers — les « Blancs » et les « Rouges » — qui persiste encore de nos jours.

Dans l'objectif de se démarquer des ambulances « blanches », le médecin-chef Charles Cot conçoit un service d'urgence mobile médicalisé, adapté de la médecine de guerre et introduit trois principes fondateurs : sauvetage, secourisme et soins médicaux. Le Commandant Cot préconise bien entendu une intervention précoce des secours, mais considérant que toute victime est par défaut intransportable, il s'élève contre l'idée d'une évacuation sans précautions et impose une présence médicale au sein de l'équipe. Il décrit ainsi l'orientation que prendront les secours français cinquante ans plus tard en misant sur la plus-value d'un médecin extrahospitalier et le principe du s*tay and play*.

Le 2 avril 1928, la police parisienne crée « Police-Secours » et inaugure deux ans plus tard un numéro de téléphone unique, le 17. Au cœur de Paris, des bornes téléphoniques en fer noir sont installées sur les trottoirs, tous les 500 mètres environ, afin de joindre ce nouveau service dont la mission est de répondre à toutes les urgences 24 h/24. Mais la philosophie de ce nouvel organe de secours est en complète contradiction avec la volonté du Commandant Cot. Les policiers transportent les victimes vers l'hôpital le plus proche, le plus rapidement possible et sans apporter aucun soin. Pourtant, les deux services cohabitent pendant quelques années et le secours médicalisé des sapeurs-pompiers est victime du succès grandissant de Police-Secours. Les pompiers parisiens n'interviennent plus qu'en cas de victimes incarcérées dans un véhicule, les autres blessés de la route étant secourus par la police, devenue l'unique moyen de secours pour les cinquante années à venir. Rappelant ainsi l'échec des Ambulances Urbaines du docteur Nachtel à la fin du XIXe siècle, le concept de médicalisation des secours tombe, à nouveau, dans l'oubli.

À la veille de la Seconde Guerre mondiale, les ambulances de la Ville de Paris prennent principalement en charge les transferts interhospitaliers et Police-Secours les victimes de la voie publique. Toutefois, des commerçants observent qu'aucun de ces deux services ne permet de transporter des personnes malades de leur domicile jusqu'aux hôpitaux. Les trajets sont assurés par la famille ou par des taxis assez grands pour y allonger quelqu'un, mais dans des conditions souvent inconfortables. Ces commerces décident alors de s'équiper de véhicules permettant le transport d'une personne allongée et offrent leurs services aux habitants. En fonction des appels, les mécaniciens ou les serveurs quittent leur poste et troquent leur tenue pour une blouse blanche. Sans aucune réglementation existante, le garagiste ou le cafetier du village sont ainsi à l'origine des premières ambulances privées.

Mais parmi les établissements qui souhaitent créer une activité de transport sanitaire, quelques entreprises ont déjà une certaine expertise dans le transport de personnes allongées : les pompes funèbres. Ces sociétés de transports de corps vont paradoxalement participer, elles aussi, à la naissance des ambulances privées en menant parallèlement les deux services. Aujourd'hui encore, un certain nombre d'entreprises cumulent les prestations d'ambulances et les activités funéraires.

Les ambulancières de la Seconde Guerre mondiale

Au déclenchement des hostilités, le Service de Santé des Armées est à nouveau dépassé par l'ampleur du conflit. Les différentes formations sanitaires, ambulances et hôpitaux de campagne, sont incapables de suivre le déplacement rapide des troupes imposé par une guerre de mouvement. La tactique sanitaire est en effet adaptée à une guerre de positions comme l'avait été majoritairement la Première Guerre mondiale et si les ressources matérielles sont conséquentes, ce n'est pas réellement le cas pour les ambulances et leur personnel. À la mobilisation, la France possède ainsi moins de 3 000 véhicules sanitaires sur les 7 000 estimés nécessaires.

L'armée est alors confrontée à une pénurie d'ambulanciers et l'État est forcé de se tourner vers la Croix-Rouge qui propose de fournir du personnel chargé du transport de sang, des médicaments ainsi que des blessés. C'est la fondation du corps des ambulancières de la Croix-Rouge, aux effectifs exclusivement féminins, dont Edmée Nicolle prend la direction.

D'abord simples bénévoles possédant leur permis, les conductrices-ambulancières s'organisent rapidement en Sections Sanitaires Automobiles (SSA). Elles reçoivent une formation complète[20] au siège de l'association à Paris et sont chargées de l'évacuation des blessés du champ de bataille vers l'hôpital de campagne, puis, une fois stabilisés, de leur transfert vers les hôpitaux.

Après quelques difficultés de recrutement liées au nombre restreint de candidatures, la première des trois SSA, la Section A, est créée en avril 1940. Elle est initialement composée de 38 ambulancières dont seulement une trentaine

[20] Incluant des enseignements sur la conduite, la mécanique, la topographie et le brancardage.

est engagée opérationnellement. Si des femmes de toutes origines et de toutes catégories sociales s'engagent aux SSA, on compte toutefois une large majorité de femmes issues de milieux favorisés. L'âge moyen est de 32 ans, plus de la moitié d'entre elles sont mariées et une seule déclare avoir une activité professionnelle – institutrice. Signe de la volonté d'une intégration complète au sein des forces militaires françaises, l'armée leur fournit un uniforme de manière que l'ennemi puisse reconnaître une unité militaire et non des secouristes.

Leur incorporation ne se fait pourtant pas sans difficulté. Les ambulancières sont mal accueillies au sein des bataillons qui craignent autant pour l'intégrité des véhicules que pour leur statut de jeunes femmes au milieu de soldats privés de tout contact féminin depuis plusieurs semaines.

> Les souffrances vécues ainsi que la promiscuité des lieux de vie créent des conditions particulièrement privilégiées pour de brèves rencontres entre ambulancières et soldats, dont certaines aboutissent à des grossesses. La situation se régularise souvent par un mariage dès la fin du conflit et un certain nombre d'ambulancières, issues de familles de militaires, se marient ainsi avec des officiers rencontrés pendant la guerre.

Malgré tout, au fil du temps, ces femmes vont forcer l'admiration de tous. Leur engagement est absolu, accomplissant jusqu'à 22 heures de mission en continu sous le feu des mortiers et des mitrailleuses, leurs actes de bravoure ne se comptent plus : les déplacements de nuit, toujours phares éteints et parfois en contact direct avec les soldats ennemis, rendent excessivement difficiles les conditions d'évacuations des blessés. La progression des ambulances est d'autant plus dangereuse que la *Wehrmacht*[21] a

[21] *Wehrmacht* est le nom porté par l'armée du IIIe Reich de 1935 à 1946.

miné les routes. Ces mines, redoutées par les soldats, le sont tout autant par les ambulancières.

Un rapport du lieutenant Champetier de Ribes, en date du 28 juillet 1940, détaille la complexité des conditions de travail :

« Toutes les ambulances fonctionnent tard dans la soirée. [...] La circulation est rendue très difficile par les décombres des maisons et les trous d'obus. [...] L'évacuation n'a pas été interrompue par les fréquents bombardements qui ont été spécialement durs ce jour-là. [...] Arrivées à Verneuil à deux heures du matin, les conductrices reprennent les évacuations des blessés sur Le Mans dès quatre heures du matin. La section a, à ce moment, effectué des évacuations pendant trois jours et deux nuits, avec seulement deux heures de repos. Le ravitaillement était presque nul. La distance parcourue par chaque conductrice était de 4 à 600 km par jour. Elles avaient de plus des soins à donner aux blessés, à aider aux chargements et déchargements dans les hôpitaux, où le personnel était souvent déjà évacué. Elles ont été fréquemment obligées de faire seules le brancardage des blessés, ramassés sur les routes. [...] Les ambulances fonctionnent autant la nuit que le jour. »

Denise Ferrier, ambulancière engagée au 25e bataillon médical de la 9e division d'infanterie coloniale, écrit à sa mère :

« *C'est l'attaque, la vraie, celle qui demande des hommes et aussi des ambulancières. Nous sommes là !* »

En 1943, Florence Conrad, une riche Américaine de 57 ans, ambulancière en France pendant la Première Guerre mondiale, fonde le Groupe Rochambeau. Composé dans un premier temps de 14 jeunes femmes volontaires surnommées « Les Rochambelles », le groupe est intégré à la 2e division blindée du général Leclerc pour recueillir et transporter les soldats blessés à bord de 19 ambulances Dodge WC 54. Les Rochambelles participent ainsi au débarquement de Normandie, à la Libération de Paris, puis s'engagent en Indochine où plusieurs d'entre elles y laissent la vie. La dernière survivante, Liliane Valter, disparaît en 2019, à l'âge de 95 ans.

De leur côté, les puissances de l'Axe utilisent à leur avantage la neutralité des véhicules sanitaires. De 1942 à 1944, c'est dans une ambulance portant l'insigne de la Croix-Rouge que les membres de l'Institut d'hygiène du camp d'Auschwitz livrent aux chambres à gaz les cristaux de *Zyklon B*, l'insecticide mortel qui permet à l'Allemagne nazie d'exterminer plus d'un million de déportés dans le plus important centre d'extermination du Troisième Reich.

Les écrits du lieutenant Guerard, datant du début du mois de mai 1940, apportent un éclairage supplémentaire sur l'indignité nazie :

« *J'attends jusqu'à minuit l'arrivée d'un autre chargement de blessés. Pendant cette attente, alors que je me trouve au deuxième étage d'où la vue plongeait sur les toits des trois ambulances, un avion a mitraillé à plusieurs reprises lesdites ambulances. Entre deux de ses passages, j'ai pu les cacher sous les arbres. Je mentionne ce fait parce que tous les soldats et officiers présents m'ont fait observer que c'étaient les toits blancs à croix-rouge qui étaient intentionnellement visés.* »

Sous ce déluge de feu, des ambulancières sont donc capturées, blessées, parfois grièvement, d'autres tuées, comme Denise Ferrier, fauchée à quelques kilomètres de Mulhouse par un obus de mortier à l'âge de 20 ans, alors qu'elle vérifie son véhicule le matin du 24 janvier 1945. À l'annonce de sa mort, la lieutenante Marcelle Mohring dépeint sa tristesse dans son journal de marche :

« Dire le chagrin et la consternation de tous est inutile. On le comprend facilement. Denise était aimée de tous. Cette petite fille de vingt ans était une nature droite et pure, à l'idéal bien accroché. Ses parents inquiets à la réception de ses lettres dans lesquelles elle narrait sa vie d'ambulancière, la harcelaient quand ils lui écrivaient, pour qu'elle demande sa mutation à la Section Territoriale d'Alger. La veille même de sa mort, elle m'a montré un télégramme de son père la priant,

une fois de plus, de rentrer à Alger et elle m'a dit : Je resterai ici aussi longtemps qu'on aura besoin de nous ! »

Le matin du 24 avril 1945, à deux semaines de la fin de la guerre, les sœurs Lucette et Odette Lecoq, toutes deux ambulancières âgées de 23 et 25 ans, sont chargées de l'évacuation de trois blessés – dont deux allemands – d'Ulm jusqu'à Mengen, en Allemagne. Mais à mi-chemin, trois SS[22] en side-car leur barrent la route. Les soldats encerclent l'ambulance puis l'un d'eux abat sans sommation Odette d'un tir de mitrailleuse. Quelques secondes plus tard, c'est sa sœur Lucette qui est exécutée au volant de son ambulance qui arborait pourtant les croix rouges réglementaires.
Les deux sœurs sont inhumées ensemble au cimetière de Chamvres, dans l'Yonne. Leur sépulture porte la mention « Ambulancières mortes pour la France ».

En France, un seul monument aux morts rend exclusivement hommage aux ambulancières de la Seconde Guerre mondiale : le « Carré du souvenir » situé à Réchésy, en Territoire de Belfort[23]. Inauguré en 1991, Denise Ferrier y est représentée dans un médaillon.

---

[22] La *Schutzstaffel*, abrégée SS, était une organisation paramilitaire créée pour servir de garde personnelle à Hitler. Les SS sont devenus par la suite les membres de la police militarisée de l'Allemagne nazie.

[23] Le Carré du souvenir se trouve à l'intersection des routes départementales 463 et 171.

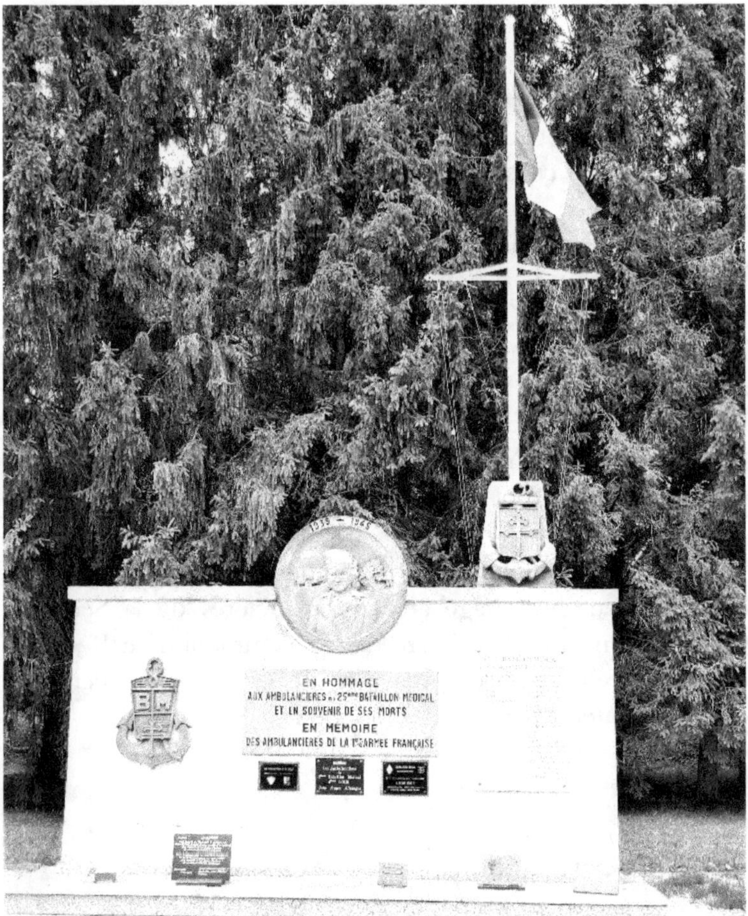
1939 – 1945
EN HOMMAGE
AUX AMBULANCIERES DU 25ème BATAILLON MEDICAL
ET EN SOUVENIR DE SES MORTS
EN MEMOIRE
DES AMBULANCIERES DE LA 1ère ARMEE FRANÇAISE

Monument aux morts de Réchésy, Territoire de Belfort

Après l'armistice du 22 juin 1940, l'amiral François Darlan signe le 12 septembre à Vichy l'arrêté de dissolution des SSA, moins de six mois après leur création. Libérées de leur engagement militaire, de nombreuses ambulancières continuent de servir au sein de la Croix-Rouge tandis que d'autres choisissent de poursuivre la lutte contre l'Allemagne nazie en rejoignant l'Afrique du Nord.

Les volontaires restées auprès de la Croix-Rouge intègrent les Sections Automobiles Sanitaires Régionales (SASR) implantées dans 64 villes françaises sous occupation et dont le secours aux blessés de la voie publique représente la principale mission. Entre 1942 et 1944, les ambulancières des SASR effectuent plus 52 000 missions et reçoivent de nombreuses médailles militaires. Toutefois, neuf y perdent la vie.

En Afrique du Nord, les anciennes volontaires des SSA sont notamment à l'origine de la Section Automobile Nord-Africaine (SANA), fondée le 26 juillet 1941.

L'utilité des SASR disparaissant en 1945 avec la fin de la guerre, la plupart des sections sont supprimées tandis que les unités restantes sont renommées Sections Automobiles Sanitaires (SAS) et se consacrent essentiellement aux populations civiles en assurant le rapatriement de 60 000 déportés ainsi que la prise en charge des accidentés de la route.

Quelques semaines seulement après la capitulation allemande du 8 mai 1945, l'unité mobile n° 1 de la Croix-Rouge française, comprenant dix jeunes conductrices-ambulancières et une infirmière, prend la route de la Pologne dans le but de rapatrier les rescapés des camps de concentration nazis ainsi que les prisonniers de guerre. À Varsovie, c'est Madeleine Pauliac, médecin-chef de l'Hôpital français et de la mission française de rapatriement, qui dirige l'unité en lien avec l'ambassade de France pour obtenir des informations sur la localisation des Français à évacuer.

Habillées par la septième armée américaine, leurs uniformes de couleur bleue inspireront leur surnom, « l'Escadron bleu ».
Entre le 27 juillet et le 11 novembre 1945, l'unité sillonne les routes de Pologne — et parfois même d'Union soviétique — parcourant plus de 40 000 kilomètres et réalisant près de 200 missions de rapatriement à bord de leurs cinq ambulances. Offertes par le roi du Royaume-Uni, George VI, chaque véhicule peut transporter jusqu'à quatre patients couchés ou dix assis et permet au total l'évacuation de 1 540 Français.

Étant ainsi au premier plan lors de l'apparition des Services Mobiles d'Urgence et de Réanimation, ces conductrices-ambulancières de la Croix-Rouge deviennent les premières ambulancières SMUR puis obtiennent par équivalence, en 1973, le Certificat de Capacité d'Ambulancier (CCA). Les dernières SAS, comptabilisant près de 3 000 ambulancières formées depuis leur création en 1940, sont supprimées en 1989. Seule subsistait il y a encore peu « L'Amicale des conductrices-ambulancières de la Croix-Rouge française ». Créée à la fin de la guerre dans un but d'entraide, l'association est dissoute le 6 décembre 2017.

Les trente sanglantes

Au lendemain du second conflit mondial, dans une Europe qui se reconstruit après une période de privation, la France entre dans une société de consommation où les besoins fondamentaux ne sont plus les seuls à devoir être satisfaits. L'industrie automobile, alors en plein essor, produit massivement de petits véhicules économiquement abordables, tels que la Renault 4 CV ou la Volkswagen Coccinelle. La voiture s'impose progressivement comme le principal mode de transport et n'est plus un objet de luxe réservé aux plus fortunés. C'est donc l'ensemble de la société française qui s'intéresse en ces temps-là à l'automobile.

Avec l'augmentation rapide du nombre de véhicules, la circulation routière se développe de manière exponentielle, mais les infrastructures françaises ne sont pas encore totalement adaptées. Une seule autoroute existe en France[24] et le réseau routier n'est pas conçu pour absorber un trafic intense. Sans glissières de sécurité ou bandes d'arrêt d'urgence, les accidents de la route sont alors fréquents et les décès de plus en plus nombreux.

En 1954, près d'Aix-en-Provence, le professeur Marcel Arnaud, neurochirurgien aux Hôpitaux de Marseille, se trouve en famille, attablé à la terrasse d'un restaurant le long de la Nationale 7. Soudain, à quelques mètres seulement, une voiture roulant à vive allure percute un jeune cyclomotoriste. Le choc est violent, l'adolescent est projeté en l'air et retombe lourdement au sol. En s'approchant de la victime, Marcel Arnaud trouve son visage blafard et constate de nombreuses blessures, plusieurs hémorragies et des fractures ouvertes aux membres inférieurs. Il suggère alors que le pilote est décédé sur le coup, mais à l'arrivée, jugée tardive,

---

24 La première autoroute française, appelée Autoroute de l'Ouest, est ouverte le dimanche 9 juin 1946 et permet de relier gratuitement Saint-Cloud à Orgeval, à l'ouest de Paris. L'autoroute prendra la dénomination A13 dans les années 1960.

de la gendarmerie, il découvre que le blessé vit encore. Une ambulance est appelée et le jeune homme est transporté à l'hôpital d'Aix-en-Provence où il décède peu de temps après. Le professeur Arnaud prend alors conscience que de nombreux accidentés de la route pourraient être sauvés par une intervention rapide de secours médicalisés. Caustique, il moque dans un livre paru en 1961 la médiocrité d'un système de secours selon lui dépassé :

« Relever un blessé, transporter un agonisant, hospitaliser un mort. »

À sa demande, le professeur Paul Bourret [25] crée le 1er septembre 1957 une « antenne de réanimation routière », baptisée Groupe Mobile d'Urgence et de Réanimation (GMUR) et positionnée à Salon-de-Provence. L'ambulance, une Citroën Tube cédée gratuitement par la prévention routière et aménagé par les établissements Carrier, est stationnée à la caserne des sapeurs-pompiers de la ville. À l'alerte de la gendarmerie qui reçoit les demandes de secours, un secouriste démarre l'ambulance, part chercher l'interne de garde aux portes de l'hôpital de Salon-de-Provence puis se dirige sur les lieux de l'accident. Une fois la victime prise en charge, une radio embarquée permet d'avertir l'hôpital de l'arrivée du blessé.

Avec cette structure expérimentale dotée de matériel de réanimation, le professeur Bourret souhaite convaincre les autorités que plus de la moitié des blessés de la route peuvent être sauvés à la seule condition que des soins médicaux soient prodigués dans l'heure suivant l'accident. Mais les habitudes ont la vie dure et les autorités médicales acceptent difficilement l'idée qu'un médecin sorte de l'hôpital pour exercer sa profession au bord d'une route. La population aussi ne comprend pas toujours l'importance de la présence d'un médecin sur les lieux d'un accident. Les

---

[25] Le professeur Bourret, spécialiste de la traumatologie, arrive à Salon-de-Provence en 1944 pour diriger les services de secours lors du débarquement de Provence.

équipes sont d'ailleurs régulièrement soumises à des remarques de la part de témoins sur le temps passé à examiner un blessé avant de l'évacuer. Parfois, ce sont les sapeurs-pompiers eux-mêmes qui, volontairement, ne font pas appel à l'antenne de réanimation, considérant que le renfort d'un médecin est inutile.

Les initiatives comme celle du professeur Bourret restent malheureusement très localisées et face à l'explosion du nombre d'accidentés de la route d'année en année, les pouvoirs publics s'organisent. Au milieu des années 50, l'État impose aux sapeurs-pompiers d'intervenir sur les accidents de la voie publique. Leurs ambulances, initialement utilisées pour transporter les sapeurs blessés lors de luttes contre l'incendie, ne sont pas réellement équipées pour le secours routier, mais leur fin maillage territorial permet d'atteindre des délais d'intervention très courts. C'est l'apparition des premières Voitures de Secours aux Asphyxiés et aux Blessés (VSAB). Doté d'une porte latérale coulissante et d'un plancher arrière bas, le fourgon Type H de Citroën devient assez vite l'un des modèles les plus répandus pour l'aménagement en VSAB. Pour des raisons financières, l'agencement intérieur peut être très différent d'un véhicule à un autre, car il est le plus souvent réalisé par la commune, voire les sapeurs-pompiers eux-mêmes.

Ainsi, les cellules sanitaires permettent parfois d'accueillir deux victimes en position allongée au moyen de deux brancards superposés ainsi que deux personnes assises à la faveur d'une banquette ou d'un coffre renfermant du matériel. L'équipement est rudimentaire, pas de matelas immobilisateur à dépression, ni de sac d'urgence, seule une modeste trousse de secours est présente occasionnellement. Cependant, la mentalité des Français est difficile à faire évoluer. Les témoins d'un accident de la route considèrent parfois plus simple d'aller chercher un médecin au village le plus proche, voire d'emmener par leurs propres moyens un blessé à l'hôpital, que de joindre les pompiers. D'autres préfèrent s'abstenir de porter secours aux piétons blessés, de crainte d'être accusés par la suite d'être à l'origine de l'accident.

Parallèlement à la hausse de la mortalité routière, les épidémies de poliomyélite se multiplient entre la fin de la guerre et le milieu des années 1950. Jusqu'à présent, les victimes souffrant de paralysie respiratoire sont placées à l'intérieur d'énormes machines nommées « poumon d'acier ». Ces appareils de ventilation, créés peu avant 1930, permettent aux patients souffrant d'insuffisance respiratoire de continuer à respirer malgré la paralysie de leur diaphragme, mais les rendent intransportables.

Cependant, quand en 1954, un chirurgien de l'armée suédoise, Carl Gunnar Engström, met au point le tout premier respirateur artificiel électrique, le Engström 150, permettant de ventiler un malade sans l'enfermer dans un poumon d'acier, il devient alors possible de transférer ces patients d'un hôpital à un autre.

À Paris, un service mobile de réanimation, ne comportant au départ qu'une seule ambulance, est créé le 23 mai 1956 par le Directeur de l'Assistance publique, le docteur Xavier Leclainche. La direction de ce service est confiée au professeur Maurice Cara qui est ainsi chargé d'organiser le transfert de patients atteints de formes graves de la poliomyélite vers le service de réanimation médicale de l'hôpital Claude-Bernard. Cependant, l'Engström 150 n'est pas facilement transportable et son installation dans l'ambulance est problématique.

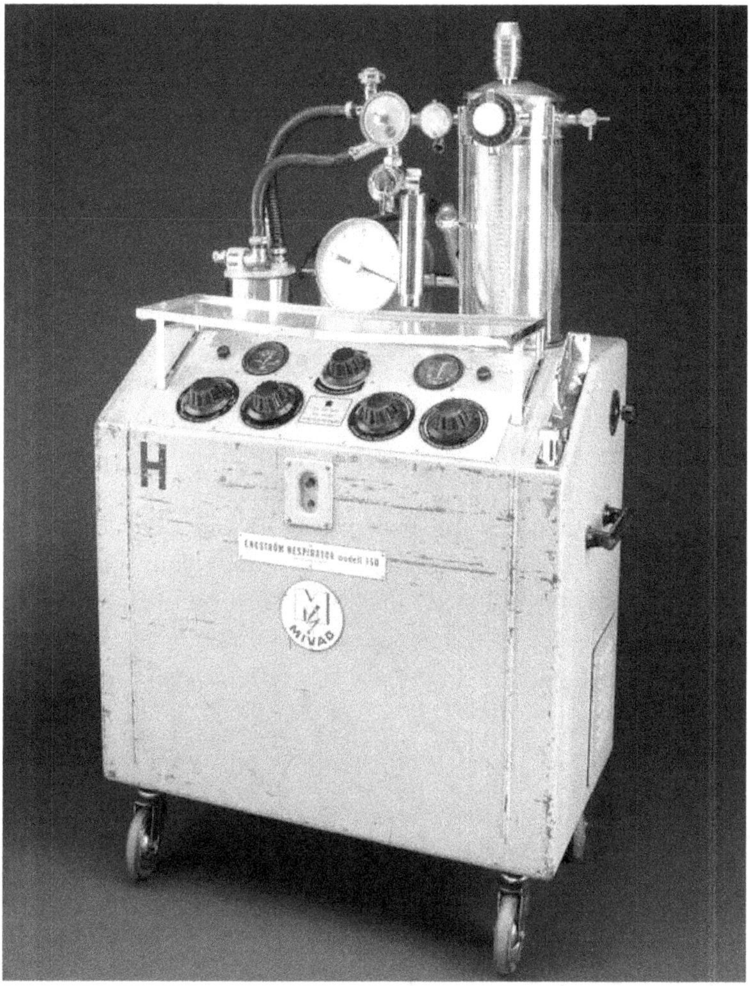

Respirateur artificiel Engström 150

Le professeur Cara lui préfère alors un tout nouvel appareil portatif et peu encombrant, le RPR, du nom de ses trois co-inventeurs : Robert-Adrien Rosenstiel, Raymond Pesty et Jean-Christophe Richard. Basée à l'hôpital Necker, la première ambulance à en être dotée — dont l'équipage se compose d'un médecin, d'une infirmière et d'une ambulancière — est opérationnelle dès le début de l'été 1956.

À la fin des années 1950, une circulaire du ministère de la Santé publique et de la Population charge la police, en ville, et la gendarmerie, à la campagne, de coordonner les demandes de secours puis de les transmettre aux ambulances des hôpitaux suivant une sectorisation ayant pour objectif l'arrivée d'une ambulance sur les lieux d'un accident en moins de 25 minutes. Ainsi, malgré la diversité des acteurs, la réglementation française tente de structurer la réponse à l'urgence et garantir aux victimes une prise en charge de qualité. Les initiatives des professeurs Bourret et Cara sont les premières briques d'un système qui amènera progressivement les pouvoirs publics à la création des SMUR.

La modernisation des véhicules

À la fin de la Seconde Guerre mondiale, une grande compétition populaire reprend rapidement sa place. Dès l'été 1947, une centaine de cyclistes s'élancent à nouveau sur les routes de l'hexagone pour la 34e édition du Tour de France. En raison de nombreux accidents impliquant des sportifs, mais également des spectateurs, lors des éditions d'avant-guerre, une ambulance de la Croix-Rouge française accompagne cette année-là les coureurs de la Grande Boucle. À son bord, une ambulancière et une infirmière sont chargées des premiers soins puis de l'évacuation des accidentés si nécessaire.

Quatre éditions plus tard, Aspro, une marque australienne d'aspirine à la recherche de visibilité, équipe pour la première fois une ambulance de la Croix-Rouge et devient l'année suivante le sponsor officiel de l'assistance médicale du Tour. La marque met à disposition de l'association une flotte d'ambulances et de véhicules légers d'assistance aux couleurs de la marque, blanc et rose.

Des années 1950 jusqu'au milieu des années 1960, deux fourgons Citroën Type H modifiés s'imposent peu à peu comme les ambulances du Tour — l'une suivant le peloton et destinée aux coureurs, l'autre placée dans la caravane publicitaire et au service exclusif des spectateurs. Après une quinzaine d'années passées au sein du service sanitaire du Tour de France, les inoubliables Types H laissent progressivement leur place à un autre modèle de la même marque, plus confortable, plus moderne et aux innovations techniques révolutionnaires. La légendaire Citroën DS.

Lorsqu'elle apparaît pour la première fois au Salon de l'Automobile de Paris à l'automne 1955, la foule se précipite pour découvrir le nouveau modèle de la marque aux chevrons. Malgré un tarif élevé de 930 000 anciens francs[26],

---

[26] Équivalent à 21 000 € compte tenu de l'inflation (en 2022).

12 000 commandes sont passées le premier jour de sa présentation. Son esthétique aérodynamique et une pléthore de fonctions innovantes — freins à disque à l'avant, direction assistée, suspension hydropneumatique, boîte de vitesses automatique, ... — font immédiatement de la DS l'un des symboles de l'élégance à la française.

Lors de son lancement, le véhicule est présenté en finition berline, mais dès 1957, Citroën propose différents types de carrosseries. Le constructeur automobile révolutionne alors le milieu ambulancier et frappe l'imaginaire collectif en créant une variante de la DS break : la DS ambulance.

Jusqu'à la fin des années 1950, à l'instar du Tour de France, les ambulances civiles sont couramment aménagées sur des Citroën Type H ou des Peugeot D3, surnommés « nez de cochon » du fait de leur calandre inélégante. Malgré une cellule sanitaire au volume satisfaisant, le confort de ces utilitaires, prévus initialement pour le chargement de marchandises, se révèle rudimentaire face à la suspension hydropneumatique de la DS, offrant aux patients un niveau de confort incomparable.

Toutefois, la DS se positionne sur un segment haut de gamme et les entreprises de transport sanitaire sont généralement de très petites sociétés aux moyens limités. S'inspirant de son modèle ID Confort, Citroën propose deux ans plus tard, une version moins luxueuse, moins puissante et moins onéreuse, mais tout aussi fiable : l'ID ambulance. Cette nouvelle version est souvent confondue avec la DS, car, à première vue, les différences ne sont pas flagrantes. La carrosserie et les suspensions sont quasiment identiques, mais l'ID ne possède ni direction assistée ni boîte automatique, et le pédalier comporte une pédale de frein classique alors qu'un champignon est présent sur la DS. Les finitions sont de moins bonne qualité et l'ensemble est globalement d'un raffinement inférieur à la DS.

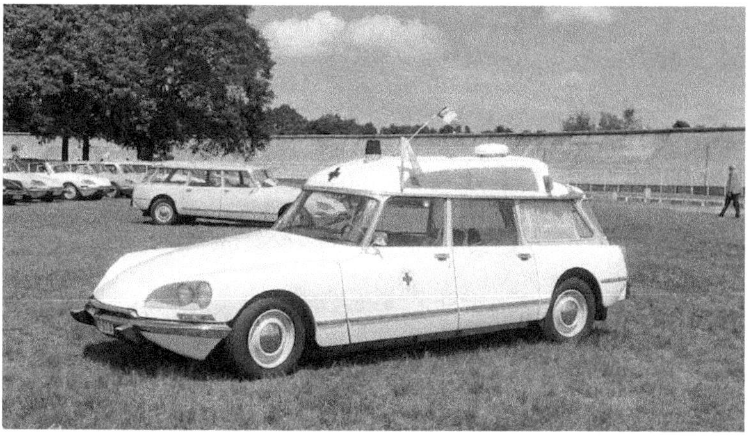

Ambulance Citroën DS rénovée (2015)

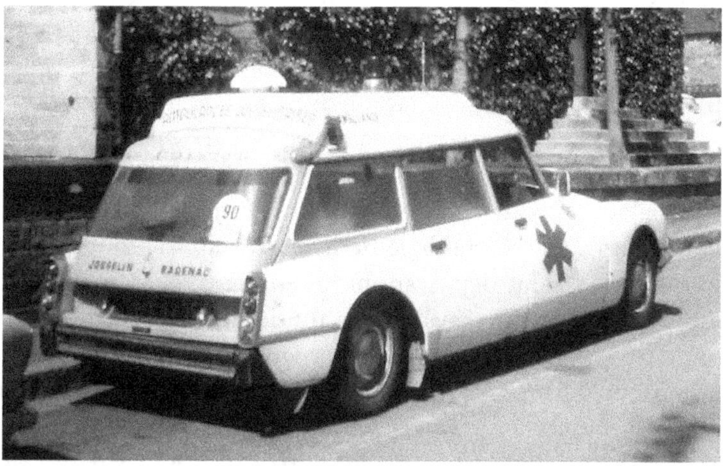

Ambulances Citroën ID 20 (1981)

Dans un courrier de lancement de la Citroën ID 19 daté de décembre 1959, le constructeur automobile français précise :

« Ne seront pas fournis, notamment :

- le brancard et son rail de roulement,

- le voyant lumineux spécial, clignotant,

- l'avertisseur spécial MI DO MI,
- le porte fanion,
- les rideaux.
[…]

Les Ambulances seront, par contre, équipées en série de :
- chauffage spécial avec ventilateur réglable depuis le tableau de bord,
- rideau de radiateur également réglable depuis le tableau de bord,
- thermomètre d'eau,
- voyant lumineux sur le tableau de bord : il s'allume automatiquement pour la position « pleins phares »,
- sièges du type DS – 2 sièges AV
- une banquette AR en deux parties rabattables séparément (la partie gauche s'escamote dans le plancher). »

L'ID ambulance — et son moteur 1,9 L de 66 chevaux — se vend au prix de 1 400 000 anciens francs[27] et, la couleur des ambulances n'étant pas encore normée, plusieurs coloris sont disponibles. La plupart sont cependant blanches, grises ou bleues, mais aussi plus rarement jaunes, voire noires.

À l'origine, la marque commercialise elle-même ses ambulances dont l'aménagement en véhicule sanitaire est principalement sous-traité au carrossier Ansart et Tesseire de Neuilly-sur-Seine. L'établissement, partenaire de longue date de la marque, était déjà responsable de la transformation en ambulance de la Citroën B15 à la fin des années 1920 puis de la Traction Avant dans les années 1940.

À partir de 1968, la phase 2 des Citroën DS et ID permet à de nombreux carrossiers industriels de développer des aménagements d'ambulances personnalisés. Parmi les pionniers, l'entreprise Petit propose rapidement un toit rehaussé permettant d'offrir une hauteur plus importante dans la cellule sanitaire. Appréciée par les ambulanciers, cette innovation est progressivement reprise par d'autres carrossiers comme Carrier, Collet ou encore Heuliez devenu GIFA en 1992. Bénéficiant de nombreuses améliorations au

27 Équivalent à 29 000 € compte tenu de l'inflation (en 2022).

fil du temps, les Citroën DS et ID deviennent des références de l'ambulance et intègrent peu à peu les flottes d'entreprises de transport sanitaire puis des casernes de sapeurs-pompiers.

Au début des années 1960, les ambulances deviennent reconnaissables grâce à la présence de deux dispositifs spécifiques : un phare rouge clignotant, fixé à l'avant du toit au-dessus du pare-brise, ainsi qu'un fanion amovible représentant dans un rond rouge sur fond blanc un homme allongé sur un brancard à l'intérieur d'une ambulance dont la silhouette rappelle une Citroën DS. Lors du transport urgent d'un malade ou d'un blessé, l'ambulancier installe le fanion dans un porte-drapeau métallique situé généralement près de la portière du conducteur, puis active son phare rouge clignotant, signalant ainsi aux autres usagers la présence d'un patient à bord. Lorsque l'ambulance ne transporte personne, l'ambulancier ôte le drapeau et éteint le phare.

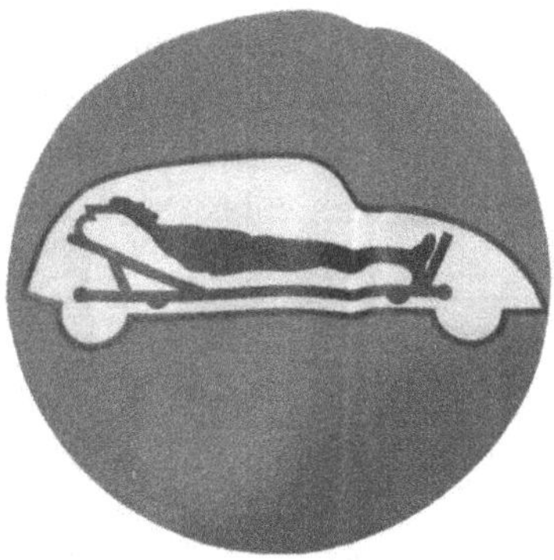

Fanion amovible indiquant la présence d'un patient à l'intérieur de l'ambulance

Les ambulances françaises sont dotées de ce phare rouge clignotant jusqu'à ce que la loi leur impose en 1964 la présence d'un nouveau système d'avertisseur lumineux spécial, un projecteur à faisceau tournant bleu appelé gyrophare. Quatre ans après l'obligation pour les véhicules de police, de gendarmerie et de sapeurs-pompiers de s'équiper d'un gyrophare de couleur jaune orangé, c'est au tour des ambulanciers de se munir de ce même type d'avertisseur lumineux, à la différence de la couleur.

Paradoxalement, c'est donc un feu tournant orange qui équipe les véhicules bénéficiant de priorité de passage, le feu bleu étant réservé aux seules ambulances et aux dépanneuses. Le phare rouge des véhicules sanitaires disparaît ainsi progressivement, quelques années à peine après son apparition.

Au début du XXe siècle, c'est Julien Pecoud-Bouvet, gendarme lyonnais, qui invente le premier gyrophare. Son concept repose sur l'utilisation d'une lampe halogène permettant l'émission d'une vive lumière blanche. Entourée de miroirs en rotation autour d'elle, sa lumière est réfléchie à 360° à travers un cabochon de couleur. Prônant une utilisation massive de son avertisseur dans un objectif d'identification et de sécurisation des véhicules d'intervention, son invention se généralise près d'un demi-siècle plus tard. Les premiers modèles apparaissent vers 1958 et équipent aussi bien les véhicules de secours que les engins agricoles roulants à faible allure.

Le 30 juin 1971, Michel Fève, directeur des routes et de la circulation routière, signe un arrêté relatif aux feux spéciaux des véhicules d'intervention urgente. Dorénavant, les véhicules des services de police, de gendarmerie ou servants à la lutte contre l'incendie seront équipés de feux tournants émettant une lumière bleue, tandis que les ambulances de transport sanitaire seront équipées de feux fixes émettant une lumière bleue intermittente.

Se substituant ainsi à la couleur orange, le feu tournant bleu devient progressivement l'attribut des véhicules prioritaires alors que les ambulanciers abandonnent leurs gyrophares au profit de feux à éclats bleus à faisceaux stationnaires, souvent des tubes à décharge au xénon, plus résistant aux vibrations. En juillet 1972, un nouvel arrêté destine les gyrophares orange aux véhicules à progression lente dont la vitesse est inférieure ou égale à 45 km/h. Ainsi, la couleur jaune orangé devient un signal de danger et non plus de priorité.

Le 3 juillet 1974, un arrêté vient préciser les normes applicables aux avertisseurs sonores spéciaux des ambulances. La sirène doit résister à 100 heures de fonctionnement à raison de 10 minutes de marche continue suivies de 20 minutes de repos et doit afficher un niveau sonore de 90 à 110 dB à deux mètres de distance[28]. Enfin, l'avertisseur doit produire un cycle total de deux secondes, composé de trois sons successifs d'une demi-seconde, puis d'un silence d'une seconde et demie. C'est l'apparition du deux tons trois temps — aussi nommé improprement trois tons — dont les notes sont les suivantes : *La bémol* (420 Hz), *Do* (516 Hz) puis de nouveau *La bémol* (420 Hz).

Le 10 octobre 1963 à 13h10, Édith Piaf meurt à 47 ans d'une rupture d'anévrisme, dans une villa de la banlieue de Grasse où elle séjournait. Mais pour faire croire que la célèbre chanteuse a terminé sa vie dans sa ville natale, son entourage, composé de son infirmière Simone Margantin, sa secrétaire Danielle Bonel et son mari Théo Sarapo, décide de transférer – illégalement – sa dépouille jusqu'à son appartement parisien avant d'annoncer son décès à la presse. La mère supérieure de la Clinique de Cannes-la-Bocca leur apporte son aide et procure une ambulance ainsi qu'un ambulancier de confiance pour parcourir de nuit les 800 kilomètres qui séparent Grasse de Paris. Pour tromper un éventuel contrôle des forces de l'ordre, une fausse perfusion est posée sur un bras.

28 Niveau sonore supérieur au bruit d'une circulation dense (80 dB) et inférieur au seuil de la douleur (120 dB).

Partie de Grasse vers 20h00, l'ambulance arrive sans encombre au domicile parisien à 6h00 du matin. La mort d'Edith Piaf est alors déclarée officiellement le 11 octobre 1963 à 8h00 grâce à un faux certificat de décès de son médecin, Claude Bernay de Laval.

La création des SMUR et des SAMU

Jusque dans la seconde moitié des années 1960, les sapeurs-pompiers assurent la majorité des secours aux blessés. Les ambulances médicalisées des hôpitaux ne réalisent que les transferts entre établissements de santé et n'interviennent pas sur les urgences extrahospitalières. La sortie d'un médecin hors des murs de l'hôpital est toujours perçue comme hors-norme, mais les mentalités évoluent peu à peu.

S'inspirant des conclusions de l'Organisation mondiale de la santé réunie à Stockholm en 1963, Raymond Marcellin, ministre de la Santé, souhaite créer un véritable réseau de services d'urgence, fixes comme mobiles. Soutenu par le Premier ministre Georges Pompidou, il engage par décret, le 2 décembre 1965, les hôpitaux publics dans la participation au secours d'urgence en imposant à quelque 240 centres hospitaliers français la création de moyens mobiles de secours et de soins d'urgence.

Pour ne pas désorganiser le fonctionnement des services hospitaliers en matière de ressources humaines, les établissements ont la possibilité de s'associer à d'autres structures publiques ou privées, associations de secourisme ou entreprises de transport sanitaire, afin de mettre en place au moins une équipe de deux personnes, composée d'une « smurette »[29] et dont le second membre peut être une infirmière, un médecin ou un étudiant en médecine. La zone d'intervention est déterminée par arrêté préfectoral et le départ de l'ambulance peut être déclenché par le maire, la police ou la gendarmerie, les établissements de soins, les médecins ou les pharmaciens. Ces structures extra-hospitalières prennent progressivement le nom de Service Mobile d'Urgence et de Réanimation à partir de 1967, mais

[29] « Smurette » est le nom donné aux ambulancières mises à disposition par la Croix-Rouge française.

en raison du manque de moyens financiers et logistiques des hôpitaux, ainsi que de la relative indifférence de l'administration hospitalière, le décret tarde à s'appliquer.

En 1965, la ville de Londres crée le *London Ambulance Service*, un regroupement de plusieurs organisations existantes chargées des transports sanitaires urgents et non urgents. Employant de nos jours plus de 5 000 ambulanciers, il s'agit du plus grand service d'ambulances au monde comprenant 400 ambulances de soins d'urgence, 200 ambulances réservées aux transports non urgents, 75 véhicules légers, une quinzaine de vélos et une dizaine de motos.

En décembre 1964, le professeur Louis Lareng, anesthésiste-réanimateur au Centre hospitalier universitaire (CHU) de Toulouse, propose un premier projet de secrétariat téléphonique coordonnant les transferts de patients, mais sa proposition reste sans réponse auprès des commissions médicales et administratives. Trois ans plus tard, c'est le professeur Louis Serre, ami du professeur Lareng, qui réussit malgré l'opposition de ses confrères, à organiser à Montpellier un service de régulation des appels d'urgence et de coordination des évacuations. Le premier SAMU est ainsi créé, mais n'en porte pas encore officiellement le nom. Le 1er mai 1967, la première intervention extrahospitalière est réalisée après un appel reçu au 72 00 00, le numéro d'urgence mis en place dans l'Hérault à destination du public dans le but de signaler les accidents de la route.

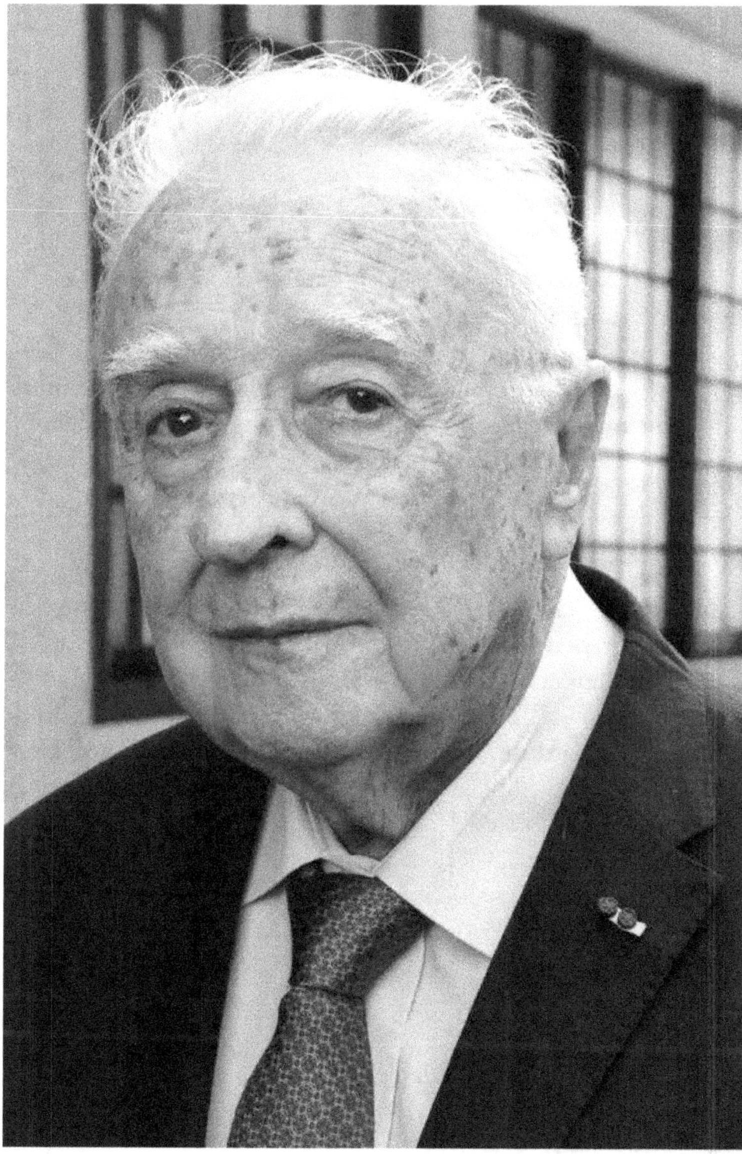

Professeur Louis Lareng (1923-2019)

Le 6 janvier 1967, un projet innovant de système de secours est présenté aux Français dans un reportage de 26 minutes diffusé lors de la célèbre émission de télévision « Cinq colonnes à la Une ». Le professeur Lareng y exprime la nécessité de modernisation des secours médicaux et dévoile un système de télémédecine, appelé « télé-secours », permettant aux secouristes de transmettre électroniquement les paramètres vitaux de la victime au centre de régulation médicale. Le médecin les reçoit sur un pupitre électronique et peut ainsi diriger les opérations grâce à la radiocommunication. Le professeur Lareng justifie également le besoin d'ambulances médicalisées lors des transferts interhospitaliers, dits secondaires. La première ambulance à effectuer ces transferts sous télésurveillance médicale est une Chevrolet Impala de la Croix-Rouge française, nommée « Sacrum 25 ».

En 1966, le chef du Bureau des secours d'urgence du ministère de la Santé, René Coirier — dont le père fût ambulancier pendant la Grande Guerre — recommande[30] à Pierre Boulenger, directeur général de la santé, la création d'un Service d'Assistance Médicale Urgente (SAMU), capable de coordonner rapidement la réponse aux urgences médicales. S'appuyant sur ce rapport, le 16 juillet 1968, plus de trois ans après que le professeur Lareng ait déposé son premier projet de SAMU, la commission administrative des Hôpitaux de Toulouse délibère en faveur de la mise en place, à titre d'essai, d'un service chargé de la régulation médicale et de la coordination des secours, cette fois-ci sous le nom de SAMU. Une ambulance équipée de matériel médical de réanimation est mise en service et intervient au chevet des malades avec à son bord deux « smurettes » et deux internes. Cependant, si l'interdiction de pratiquer la médecine hors

[30] Cette recommandation figure dans un rapport rédigé à la suite d'une observation de l'organisation des services de secours belges en 1962 et russes durant l'été 1964.

des murs de l'hôpital est à présent levée, il est difficile de recruter des médecins souhaitant exercer en extrahospitalier et seuls quatre praticiens passionnés par la médecine d'urgence acceptent d'intégrer la première équipe du SAMU. Par manque de ressources médicales, des permanences sont assurées uniquement quelques heures en fin d'après-midi, de 17 h à 19 h, voire jusqu'à 20 h. Mais rapidement, les horaires sont élargis par nécessité jusqu'à atteindre un fonctionnement 24 h/24.

La mission de ce premier SAMU n'est pas seulement de prendre en charge la victime d'un accident ou d'un malaise — moyennant la présence de deux ambulances Renault Estafette siglées « SAMU » — mais aussi de coordonner l'intervention des secours publics et privés. Au début des années 1970, le standard téléphonique du SAMU de Toulouse, joignable au 42 33 33, permet de réaliser plus d'une douzaine d'interventions par jour, soit près de 5 000 interventions par an.

Durant la décennie, l'expérience est progressivement étendue à de nombreux départements français et les SAMU se développent partout sur le territoire. Mais leur multiplication provoque parfois des tensions entre les équipes hospitalières et les sapeurs-pompiers sur les lieux d'un accident. En effet, parallèlement au développement des SAMU et des SMUR, les sapeurs-pompiers s'engagent eux aussi dans la médicalisation de leurs interventions. Suivant l'exemple du Régiment des sapeurs-pompiers de Paris qui met en place, grâce au docteur René Noto, une première ambulance de réanimation à la fin de l'année 1967, les services départementaux des sapeurs-pompiers se forment peu à peu aux secours médicalisés.

Ce double emploi de médecins extrahospitaliers représente le prélude des difficultés auxquelles les SAMU seront confrontés dans la coordination des différents intervenants. Les secours deviennent le sujet d'une guerre diplomatique entre le ministère de l'Intérieur et le ministère de la Santé, le premier craignant d'être phagocyté par le second dans le domaine du secours à personnes. Ainsi, la collaboration entre les équipes du SAMU et les sapeurs-pompiers se révèle relativement délicate et les débuts opérationnels du secours routier sont parfois chaotiques.

1973

Pour de nombreuses raisons, l'année 1973 peut sans aucun doute être considérée comme le point de départ de l'histoire moderne des ambulances privées. Cette année-là, des normes minimales sont instaurées concernant les installations matérielles et les ambulances avec une attention particulière portée sur l'hygiène. Le véhicule doit être exclusivement réservé aux transports de patients, la cabine de conduite et la cellule sanitaire doivent être séparées par une cloison et non plus par un simple rideau, et les revêtements intérieurs ainsi que le sol et les sièges doivent être lavables et résistants aux désinfections. Outre l'hygiène, la présence de certains dispositifs médicaux devient obligatoire. Deux bouteilles d'oxygène, un aspirateur de mucosités et de sécrétions, ou encore un nécessaire de secourisme, doivent être réglementairement présents à bord.

Le respect de ces normes techniques donne ainsi le droit à l'obtention d'un agrément délivré par l'État. Pour cela, les véhicules et leur matériel embarqué doivent être présentés à des inspecteurs chargés de vérifier la conformité des équipements et seules les ambulances appartenant à des entreprises agréées peuvent arborer sur leur carrosserie l'insigne officiel des véhicules sanitaires, une croix à quatre branches. Les entreprises agréées s'engagent à assurer un tour de garde de façon à garantir jour et nuit la disponibilité des ambulances en contrepartie d'une tarification avantageuse, notamment grâce à la possibilité d'élaborer des conventions de tiers payant.

Mais si la reconnaissance de l'État représente une incontestable avancée dans la professionnalisation des ambulanciers, l'agrément n'est pas encore une obligation légale. Deux types de sociétés cohabitent alors : d'un côté les entreprises agréées par les pouvoirs publics, et de l'autre des entreprises non agréées qui peuvent malgré tout effectuer des transports sanitaires privés, sans contrats les liant aux hôpitaux publics ni normes spécifiques à observer. Cependant, agréées ou non, les entreprises doivent à présent recruter du personnel réglementairement qualifié grâce à la mise en place d'un nouveau diplôme.

En effet, jusqu'en 1973, aucune réglementation relative à la formation des ambulanciers n'existe. N'importe qui peut, sans formation, exercer la profession à l'aide d'un véhicule adapté au transport de malade. Cette année-là, le Bureau des secours d'urgence du ministère de la Santé préconise la conception d'un programme de formation dans le but de structurer la profession et apporter un bagage pédagogique aux professionnels de ces entreprises. C'est la création du premier examen obligatoire pour devenir ambulancier, le Certificat de capacité d'ambulancier (CCA), délivré par le ministère chargé de la santé.

Si le CCA n'est pas objectivement un diplôme, il s'agit néanmoins d'un certificat reconnaissant à son détenteur les qualifications requises pour exercer le métier d'ambulancier. Pour organiser ce tout nouveau cursus, une circulaire recommande la même année la création de *« centres de formation des personnels participant aux secours médicaux d'urgence »*. Des écoles, nommées Centres d'enseignement des soins d'urgence (CESU)[31], sont ainsi créées quelques années plus tard avec pour objectif de former les ambulanciers au CCA.

Pour être admis en formation, le concours d'entrée se compose d'une double épreuve écrite de français et de mathématiques, une épreuve d'aptitude physique nécessitant le déplacement d'un poids de 30 kg, une épreuve de conduite ainsi qu'un entretien de motivation. Loin d'un certificat de simples transporteurs de malades, le CCA est délivré après un enseignement théorique de 140 heures comprenant deux parties. La première concerne la prise en charge des premiers secours et permet l'obtention du Brevet National de Secouriste (BNS). La seconde partie aborde des notions de

---

[31] L'appellation CESU est proposée en septembre 1977, par le professeur Bernard Nemitz lors du 2e Congrès mondial de Réanimation à Paris.

manutention, de conduite d'ambulance, de surveillance du patient, mais aussi d'hygiène ou de déontologie. En plus de ces cours en CESU, un stage de 11 jours est réalisé en service hospitalier et un second de 16 jours et demi est effectué dans un service ou une entreprise de transport sanitaire.

Au total, le CCA représente deux mois de formation intensive sanctionnée par un examen final comportant une épreuve écrite de deux heures et demie comprenant cinq questions :

« a. Deux questions d'ordre sanitaire permettant de vérifier, en même temps que les connaissances des candidats, leur application pratique.

b. Une épreuve de rédaction de message destiné à un établissement hospitalier.

c. Une épreuve de rédaction d'une feuille de surveillance et d'évacuation.

d. Une épreuve relative aux formalités administratives en cas d'hospitalisation, de sortie, de transfert. »

L'examen comporte aussi des épreuves pratiques se répartissant de la manière suivante :

« a. Cinq épreuves pratiques et orales combinées dont deux porteront respectivement, l'une sur la réanimation cardioventilatoire et l'autre sur le relevage et le transport des blessés.

b. Une épreuve de mécanique et dépannage élémentaire.

c. Une épreuve de conduite.

d. Une épreuve sur la préparation d'un itinéraire et la lecture d'une carte.

e. Une épreuve d'échange de messages radio.

f. Une épreuve de déontologie et organisation des secours. »

La présence d'un ambulancier titulaire du CCA à bord d'une ambulance est rendue obligatoire la même année. Il est cependant prévu que pendant une période de six ans, un titulaire du BNS puisse se substituer à un ambulancier titulaire du CCA. De plus, les personnes titulaires du BNS et justifiant de l'exercice de la profession d'ambulancier depuis au moins deux ans sont autorisées à se présenter à l'examen final du CCA sans devoir suivre la formation.

Le tournant de la fin du XXe siècle

Depuis la première Convention de Genève, la majorité des ambulances civiles de divers pays utilise une croix de couleur rouge ou orange comme symbole permettant de les identifier visuellement. Mais au début des années 1970, le Comité international de la Croix-Rouge souhaite limiter l'usage de son emblème en dehors de l'organisation. Une plainte est ainsi déposée en 1973 par la Croix-Rouge américaine contre l'utilisation de la croix orange identifiant les ambulances, jugée trop proche de la croix rouge de l'institution. Léo R. Schwartz, chef du service médical d'urgence de la *National Highway Traffic Safety Administration*, l'agence américaine chargée de la sécurité routière, imagine alors un nouvel emblème adapté du symbole d'identification médicale universelle créé par l'*American Medical Association* dix ans plus tôt sous la forme d'une étoile à six branches intégrant en son sein le bâton d'Esculape — dieu gréco-romain de la médecine — autour duquel s'enroule une couleuvre : la *Star of Life*, traduit maladroitement en français par « Croix de Vie ».

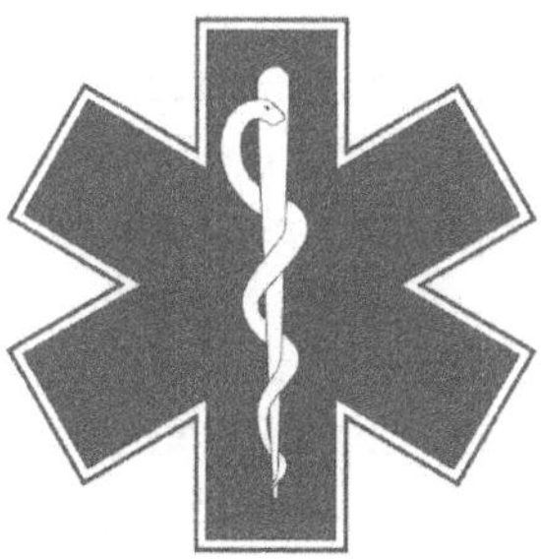

La Croix de Vie, insigne international des ambulanciers

L'emblème tire son origine de la rune scandinave *Hagalaz*, caractère de l'alphabet runique *Futhark récent* représentant un grêlon. Cette rune, issue de la superposition des runes symbolisant la vie, *Mannaz* , et la mort, *Algiz*, représente dans la mythologie nordique le passage des hommes du monde des vivants, *Midgard*, à celui des dieux, *Asgard*.

Schwartz lui confère la couleur bleue puis affecte les six phases consécutives de l'aide médicale urgente aux six branches de l'étoile : l'identification de la détresse, l'alerte des secours, l'intervention des secouristes, les premiers soins sur place, les soins pendant le transport puis le transfert de la victime vers un centre hospitalier. Durant les années 1970, l'emblème se démocratise dans de nombreux pays et devient rapidement l'attribut universel des services et entreprises d'ambulances. En France, c'est en janvier 1979 que la « Croix de Vie » remplace la croix de couleur rouge et devient l'insigne obligatoire sur les véhicules de transports sanitaires.

La fin des années 1970 représente ainsi un début d'uniformisation nationale. Les ambulanciers disposent d'une formation standard identique partout en France, des normes techniques et du matériel spécifique sont imposés à l'échelon national aux entreprises qui souhaitent obtenir un agrément et les véhicules arborent tous un emblème commun, distinct de celui de la Croix-Rouge.

S'appuyant sur le même objectif d'uniformisation, le déploiement graduel d'un SAMU par département s'accompagne de la mise en place d'un numéro d'appel unique et gratuit afin de joindre son secrétariat. Si en France, le « 17 » permet de joindre Police-Secours depuis 1926 et le « 18 » les sapeurs-pompiers depuis 1932, aucun numéro d'appel ne permet d'obtenir une assistance médicale rapide. Pourtant, dès 1970, la nécessité d'attribuer un numéro court aux urgences médicales avait été évoquée et c'est l'utilisation du « 17 » qui avait été proposé par le ministère de l'Intérieur, mais refusé par le corps médical. L'idée d'un numéro unique pour toutes les urgences — sécurité, feu, santé — est à nouveau évoquée quelques années plus tard, mais vite abandonnée face aux réticences des médecins des SAMU qui s'opposent à cette idée invoquant l'obligation du secret médical. Par ailleurs, le ministère de la Défense profite de l'occasion pour demander l'attribution d'un numéro à deux chiffres spécifique à la Gendarmerie, ce qui sera refusé par le ministère des Postes et Télécommunications pour des raisons techniques.

Devant l'impossibilité d'entente cordiale entre les différents services d'urgence, l'idée d'un numéro unique est encore repoussée sans qu'aucune date ne soit fixée. Finalement, c'est le « 15 » qui est attribué en 1978 aux centres de régulation des SAMU par la ministre de la Santé, Simone Veil. La mise en service de ce numéro dédié aux urgences médicales constitue une étape supplémentaire dans la politique sanitaire du gouvernement. Le « 15 » devient cette année-là un emblème de l'urgence médicale au détriment du « 18 » des sapeurs-pompiers, rendant la collaboration entre les deux services encore un peu plus difficile.

Le premier numéro de téléphone unique, pour signaler toute situation d'urgence, fait son apparition pour la première fois à Londres, en juillet 1937. Deux ans plus tôt, la maison d'un chirurgien londonien prend feu et malgré plusieurs tentatives d'appels, il n'obtient aucune réponse des services de secours. Cinq personnes perdent ainsi la vie dans l'incendie. La tragédie indigne la population et une enquête est ouverte. Elle aboutit au premier numéro d'appel d'urgence unique au monde, le « 999 ».

En Belgique, le numéro unique pour l'ensemble des secours, le « 900 », est mis en service en 1959 à Anvers. Six ans plus tard, toute la Belgique dispose de ce numéro.

Aux États-Unis, c'est en 1968 que le numéro unique d'urgence, le « 911 », est utilisé. Proposé dix ans plus tôt par une association de pompiers, la *National Fire Chief's Association*, il sera étendu à tous les états nord-américains à partir de 1973. Au Canada, la ville de Winnipeg est la pionnière du numéro unique en instaurant le « 999 » dès

1959. Cependant, afin de standardiser un numéro unique d'urgence dans toute l'Amérique du Nord, le « 999 » est abandonné en 1972, au profit du « 911 ».
À noter que plusieurs pays ont opté pour un numéro unique relatif aux urgences non vitales — le « 111 » au Royaume-Uni ou le « 811 » au Canada depuis 2008. Ces numéros gratuits qui permettent une téléconsultation non programmée, libèrent les lignes d'urgences vitales et désengorgent les services d'accueil des urgences.

À partir de la fin des années 1970 et jusqu'aujourd'hui, la réglementation évolue et les règles se modernisent pour apporter de nouvelles solutions au transport de patients.

Ainsi, avec la volonté d'adapter le transport sanitaire à certaines prises en charge qui ne nécessitent pas l'utilisation d'une ambulance, le décret du 25 janvier 1979 autorise les entreprises à mettre en service des véhicules équipés plus sommairement, sans brancard et avec un équipage réduit à une personne sans obligation qu'elle soit titulaire du CCA : c'est la création des Véhicules Sanitaires Légers (VSL) permettant de transporter une personne valide, ne nécessitant pas de surveillance particulière. Ces véhicules n'ont pas vocation à effectuer des transports sanitaires d'urgences et ne sont donc pas équipés d'avertisseurs spéciaux, type gyrophare ou sirène. Le décret précise enfin que le nombre de VSL ne peut pas être supérieur au double du nombre d'ambulances dans une même entreprise.

En 1985, Arthur Moulin, sénateur du département du Nord, rédige un rapport au nom de la Commission des Affaires sociales du Sénat sur un projet de loi relatif à l'aide médicale urgente et aux transports sanitaires. L'objectif de ce rapport est d'améliorer la coordination des participants à l'urgence et harmoniser la législation des transports sanitaires. Avant d'aborder un ensemble de statistiques sur la physionomie des entreprises de transports sanitaires, le rapporteur rappelle l'importance d'inclure les ambulanciers privés dans la réponse à l'urgence :

« Il y a lieu de présenter ici brièvement les caractéristiques de cette profession, car elle doit faire partie intégrante de la réponse à l'urgence. Comme il a déjà été exposé, le développement des structures d'urgence repose en partie sur la médicalisation du transport. C'est une condition impérative de succès. C'est pourquoi les ambulanciers occupent une place si importante dans le dispositif d'urgence et qu'ils doivent participer à sa coordination. Ceci leur impose des contraintes supplémentaires tant au niveau de la formation, des véhicules que des astreintes en matière de garde. Mais ce sont là des contraintes inévitables. »

Le rapport fait ensuite état des statistiques suivantes concernant l'année 1981 : sur 5 440 entreprises existantes, 3 234 sont agréées, soit 59 %. De plus, les entreprises agréées possèdent en moyenne 3,36 véhicules tandis que les entreprises non agréées possèdent en moyenne 1,17 véhicule. On observe alors que les entreprises non agréées sont minoritaires et de taille plus modeste. Il s'agit souvent de petites sociétés familiales qui disposent de peu de salariés, de peu de véhicules et dont le nombre ne cesse de diminuer au fil des ans[32]. Face à l'inévitable raréfaction de ces entreprises non agréées, le rapporteur précise que l'éventualité d'un agrément obligatoire ne devrait pas entraîner de bouleversement dans la profession et propose donc la suppression du caractère facultatif de l'agrément dans un délai de trois ans.

Par la suite, le rapporteur évoque la création des Comités Départementaux de l'Aide Médicale Urgente, de la Permanence des Soins et des Transports Sanitaires (CODAMUPS-TS) déjà prévus depuis 1979, mais jamais organisés. Ces comités ont pour mission de veiller à la qualité de l'aide médicale urgente et à son ajustement en fonction des besoins de la population à l'échelle du département. Deux sous-comités le composent, l'un médical,

[32] Les entreprises non agréées sont au nombre de 2 200 en 1981, puis 1 500 en 1984.

et l'autre, le Sous-Comité des Transports Sanitaires (SCoTS), chargé entre autres d'émettre un avis préalable au retrait d'agrément en cas de pratiques douteuses, voire répréhensibles de certaines entreprises.

C'est dans un contexte de lutte opposant les médecins des SAMU, soutenus par le ministère de la Santé, aux sapeurs-pompiers, soutenus par le ministère de l'Intérieur, que le Parlement adopte la loi n° 86-11 du 6 janvier 1986 — défendue par le professeur Lareng devenu député de Haute-Garonne — relative à l'organisation de l'aide médicale urgente en France. Il est ainsi reconnu de manière officielle l'existence des SAMU ainsi que des Centres de Réception et de Régulation des Appels (CRRA) dont le premier date de 1980 au Centre Hospitalier de Troyes. S'inspirant du rapport d'Arthur Moulin, la loi prévoit la création des CODAMUPS-TS, mais également l'obligation pour les entreprises d'être titulaire d'un agrément pour pouvoir effectuer des transports sanitaires. Il n'existe alors plus d'entreprises non agréées.

Les compétences des SMUR et des ambulanciers privés sont également définies : les urgences vitales sont prises en charge par les SMUR avec le soutien des ambulances privées ou des sapeurs-pompiers. Concernant les urgences relatives, le SAMU sollicite les ambulances privées pour des interventions à domicile et plus globalement pour des lieux privés et sécurisés. Quant aux sapeurs-pompiers, ils sont appelés pour assurer le prompt secours sur la voie publique ainsi que sur des lieux non sécurisés. Dans les faits, les premiers médecins « pro-rouges » ou « pro-blancs » font rapidement leur apparition et l'envoi de moyens ambulanciers ou pompiers devient largement dépendant du médecin régulateur.

En 1989, une réforme du CCA augmente le temps de formation de 20 heures, passant de 140 heures à 160 heures de cours théoriques. Le programme est organisé en cinq modules :

- Module 1 : Santé (60 heures)
- Module 2 : Technique (50 heures)
- Module 3 : Aspects juridiques et déontologiques (50 heures)
- Module 4 : Stage hospitalier (12 jours)
- Module 5 : Stage en entreprise (13 jours)

Si la fin des années 1950 a vu l'arrivée de la Citroën DS comme une avancée majeure pour le confort des patients et des soignants, la fin des années 1980 bénéficie d'une nouvelle évolution des véhicules sanitaires avec l'arrivée des camionnettes Renault Master en lieu et place des Peugeot J9 vieillissants. La hauteur sous plafond et la largeur de la cabine sanitaire sont avantageusement augmentées, facilitant ainsi la circulation des ambulanciers autour du brancard. Les ambulances disposent de plus d'espace pour le rangement du matériel ainsi que d'une meilleure isolation thermique. Les ambulances de type break disparaissent progressivement au profit de ces véhicules utilitaires qui deviennent alors largement majoritaires sur les routes de France dans les années 1990.

Au début des années 1990, le paysage du transport sanitaire est constitué de milliers de petites sociétés possédant une à trois ambulances en moyenne, avec chaque mois, de nouvelles créations d'établissements. Pour contrer cette prolifération de très petites entreprises, une loi est votée le 31 décembre 1991 pour stopper la distribution d'autorisation de mise en service : aucun nouveau véhicule ne peut être mis en circulation jusqu'à la fixation d'un nombre maximum de véhicules sanitaires par département.

Il faut attendre près de quatre ans pour que le dernier trimestre de l'année 1995, un arrêté fixe enfin les indices de besoins en transports sanitaires en fonction de critères démographiques, géographiques et d'équipements sanitaires.

Par conséquent, il est prévu :

- un véhicule par tranche de 5 000 habitants pour les communes de plus de 10 000 habitants ;
- un véhicule par tranche de 2 000 habitants pour les communes de moins de 10 000 habitants.

Dès lors, aucune autorisation ne sera délivrée si le nombre de véhicules égale ou excède ce *numerus clausus*. Afin de coordonner les moyens ambulanciers participant à l'urgence préhospitalière, une circulaire de la Direction générale des soins (DGS) en 1998 impose à tous les départements la création d'organisations intermédiaires entre les établissements de transports sanitaires et le SAMU. Sur le modèle des Associations des Transports Sanitaires Urgents (ATSU) déjà existantes, chaque département voit se créer au début des années 2000 une ATSU[33] qui prendra parfois le nom d'Association Départementale de Réponse à l'Urgence (ADRU). Une convention est par la suite conclue entre l'association et le SAMU territorialement compétent, mais si cela permet quelques avancées dans la coordination de multiples petites sociétés face aux demandes de transports urgents émanant du SAMU, celles-ci paraissent bien limitées au regard des difficultés rencontrées dans la volonté de coopération d'entreprises concurrentes. En effet, l'adhésion à l'association départementale n'est pas une obligation et les SAMU ont toujours la possibilité de faire appel aux établissements non adhérents de l'association. En de telles circonstances, la résistance des entreprises à se coaliser aboutit à un caractère représentatif relativement limité des ADRU/ATSU.

Les dernières années du XXe siècle permettent aux ambulanciers travaillant au sein d'un SMUR d'obtenir enfin un cadre réglementaire à leur spécificité. En 1995, l'Association nationale des CESU (ANCESU) propose la

---

33 Les plus anciennes ATSU sont l'ATSU 75 créée en 1976 et l'ATSU 69 créée en 1979.

création d'une Formation d'adaptation à l'emploi (FAE) à destination des ambulanciers SMUR. Quatre ans plus tard, c'est chose faite avec l'instauration d'une formation dispensée par les CESU et organisée comme suit :

- Module 1 : Radiotéléphonie (14 heures)
- Module 2 : Hygiène, décontamination et désinfection (14 heures)
- Module 3 : Situation d'exception (14 heures)
- Module 4 : Participation à la prise en charge d'un patient au sein d'une équipe médicale (63 heures)

En supplément de ces trois semaines de cours théoriques, les élèves doivent réaliser un stage pratique d'une durée d'une semaine en SMUR.

En 1997, la présence d'un ambulancier titulaire du CCA devient obligatoire à bord des véhicules SMUR affectés au transport de patients. Mais avec l'apparition de véhicules légers destinés à emmener rapidement l'équipe médicale sur les lieux de l'intervention sans transporter la victime — qui le sera si nécessaire par les ambulanciers privés ou les sapeurs-pompiers — la présence de l'ambulancier SMUR devient sujet à discussion. Encore aujourd'hui, de nombreux SMUR recourent à un aide-soignant ou un infirmier pour conduire ce type de véhicule léger.

Depuis la création du CCA en 1973, aucun texte réglementaire n'est négocié concernant les conditions de travail des ambulanciers dans les entreprises privées. Face au fonctionnement aléatoire des nombreuses petites sociétés qui existent alors en France, une harmonisation de l'organisation du travail devient nécessaire et aboutit à la signature de l'accord-cadre du 4 mai 2000.
Cet accord vise à définir un ensemble de règles adaptées à l'activité professionnelle des ambulanciers. L'accord-cadre fixe notamment des périodes de repos obligatoires entre deux journées de travail et supprime la possibilité d'effectuer les nombreuses astreintes qui ont alors cours à la fin du

XXe siècle. En contrepartie, afin de tenir compte de la présence d'heures d'inactivité dans le planning des entreprises, un régime d'équivalence est imposé : le temps de travail effectif ne correspond plus aux amplitudes horaires effectuées. Ainsi, un ambulancier travaillant 10 heures n'est rémunéré que sur la base de 7 heures 30, soit 162 heures payées mensuellement pour 215 heures réellement effectuées. Ce n'est qu'en 2016 que les équivalences disparaissent, hors période de permanence.

Le transport sanitaire d'aujourd'hui

Avec pour point d'orgue deux nouveaux diplômes, les années 2000 offrent de grandes évolutions concernant la formation des ambulanciers.

En 2001, le Code de la route prévoit que le permis B n'autorise la conduite d'une ambulance que si le conducteur est en possession d'une attestation délivrée par la préfecture après vérification médicale de son aptitude physique. C'est la création du « permis ambulance » valable cinq ans. L'objectif de cette attestation est double : s'assurer de la bonne santé générale de l'ambulancier, mais également vérifier que son permis n'est pas invalidé par la préfecture.

Plus tard, les années 2006 à 2009 représentent de nouvelles années charnières pour la profession. En 2006, la formation de l'ambulancier est remaniée en profondeur et le Diplôme d'Ambulancier (DA) est créé. Aussi, le second membre d'équipage — jusqu'à présent seulement titulaire de l'Attestation de Formation aux Premiers Secours (AFPS) — devient auxiliaire-ambulancier. Deux catégories d'ambulanciers apparaissent alors :

- L'ambulancier diplômé, titulaire du DA sanctionnant une formation de 630 heures d'enseignement théorique et clinique délivrée dans un Institut de Formation d'Ambulanciers (IFA).
- L'auxiliaire-ambulancier, qui a suivi une formation de 70 heures dans un IFA et dont le rôle est d'assurer la conduite des VSL ou d'être l'équipier de l'ambulancier titulaire du DA en ambulance.

La formation au DA, de 18 semaines au total, se divise en 13 semaines de cours et 5 semaines de stages cliniques. Elle est aménagée en 8 modules :

- Module 1 : Dans toute situation d'urgence, assurer les gestes adaptés à l'état du patient
- Module 2 : Apprécier l'état clinique du patient
- Module 3 : Respecter les règles d'hygiène

- Module 4 : Utiliser les techniques préventives de manutention
- Module 5 : Établir une communication adaptée
- Module 6 : Assurer la sécurité du transport sanitaire
- Module 7 : Rechercher, traiter et transmettre les informations
- Module 8 : Organiser les activités professionnelles

Pour être admis en formation, l'épreuve physique et le test de conduite sont supprimés : seules persistent les épreuves écrites de français et de mathématiques, dites épreuves d'admissibilité, ainsi que l'épreuve orale d'admission consistant à une étude de texte sur un sujet d'actualité suivi d'un entretien de motivation face à un jury.

En 2007, le Diplôme d'Ambulancier est reconnu par l'État et devient le Diplôme d'État d'Ambulancier (DEA)[34]. Avec une formation plus complète, l'objectif est d'enrichir l'enseignement des futurs ambulanciers. La formation est clairement orientée sur l'urgence préhospitalière, mais la durée des stages en transport sanitaire, seulement 2 semaines, ainsi que la durée totale de la formation, 18 semaines, restent faibles en comparaison des élèves aides-soignants ou auxiliaires de puériculture qui bénéficient alors d'une formation de 41 semaines, dont 24 semaines de stages.

En 2022, des référentiels d'activités et de compétences sont créés. Les épreuves écrites d'admissibilité sont substituées par une étude de dossier et l'étude de texte de l'épreuve d'admission est supprimée au profit d'un unique entretien de motivation. La durée totale est portée à près de 23 semaines et le référentiel de formation est réorganisé en 10 modules :

---

[34] Les titulaires des anciens diplômes (CCA ou DA) deviennent titulaires du DEA par décret.

- Module 1 : Relation et communication
- Module 2 : Accompagnement du patient dans son installation et ses déplacements
- Module 3 : Mise en œuvre des soins d'hygiène et de confort adaptés
- Module 4 : Appréciation de l'état clinique du patient
- Module 5 : Mise en œuvre de soins adaptés à l'état du patient
- Module 6 : Préparation, contrôle et entretien du véhicule
- Module 7 : Conduite du véhicule dans les règles de circulation et de sécurité routière
- Module 8 : Entretien du matériel et des installations du véhicule
- Module 9 : Traitement des informations
- Module 10 : Travail en équipe pluriprofessionnelle, qualité et gestion des risques

Au Québec, la dénomination des ambulanciers est depuis 2008 « Techniciens Ambulanciers Paramédics ». Aux antipodes des ambulanciers français, les ambulanciers québécois voient leurs compétences évoluer depuis de nombreuses années. Désormais tous titulaires d'un Diplôme d'Études Collégiales en Soins Préhospitaliers d'Urgence obtenu en trois ans, ils sont aujourd'hui autorisés à administrer cinq drogues d'urgence : la nitroglycérine (vasodilatateur notamment employé lors de crises d'angor), l'acide acétylsalicylique (antalgique, antipyrétique et anti-inflammatoire), le salbutamol (bronchodilatateur utilisé lors de crises d'asthme), l'adrénaline (catécholamine destinée au traitement de l'arrêt cardiaque et du choc anaphylactique) ainsi que le glucagon (hormone hyperglycémiante).

À présent reconnu comme professionnel de santé inscrit au Code de la santé publique, l'ambulancier est soumis à la détention de l'Attestation de Formation aux Gestes et Soins d'Urgence (AFGSU) créée en 2006 sur plusieurs niveaux dans le but d'améliorer la prise en charge des situations d'urgence par toute personne travaillant dans le secteur de la santé. Le niveau 1 est ainsi destiné aux personnels non soignants exerçant au sein d'un établissement de santé, tandis que le niveau 2 est destiné aux professionnels de santé. L'AFGSU 2 est alors immédiatement associée à la formation de l'ambulancier[35], mais il faut néanmoins attendre 2010 pour qu'elle soit incluse dans la formation de l'auxiliaire-ambulancier.

À l'été 2007, les ambulanciers privés sont officiellement intégrés à l'Aide Médicale Urgente. Ils ont maintenant vocation à être missionnés quotidiennement par le SAMU pour participer à la prise en charge des urgences préhospitalières, y compris les urgences vitales.[36]

Le 10 mai 2007, le décret 2007-786 modifie l'article R.311-1 du Code de la route qui dispose à présent en son alinéa 6.5 que « *les véhicules d'intervention des unités mobiles hospitalières, ou à la demande du SAMU, affectés exclusivement à ces unités* » constituent des véhicules d'intérêt général prioritaires. Par conséquent, une ambulance privée devient, lorsqu'elle intervient à la demande du SAMU, un véhicule d'intérêt général prioritaire. À ce titre, les dispositions relatives aux règles de circulation des véhicules non prioritaires ne leur sont pas applicables, sous réserve que les ambulanciers fassent usage de leurs avertisseurs spéciaux et qu'ils ne mettent pas en danger les autres usagers de la route. Il est à

---

35 D'une durée de 21 heures, l'enseignement de l'AFGSU 2 porte sur la prise en charge des urgences vitales.

36 Le référentiel « SAMU – Transport sanitaire » du 9 avril 2009 affirme la participation des ambulanciers aux urgences vitales : « […] *les ambulanciers, professionnels de santé, ont vocation à être missionnés par la régulation du SAMU-Centre 15 pour participer à la prise en charge des urgences vitales, dans l'intérêt du patient.* »

noter que les ambulances non missionnées par le SAMU bénéficient de facilités de passage depuis 1971.

Cependant, devant l'imprécision des termes « *affectés exclusivement à ces unités* », ayant pour conséquence des interprétations diverses et variées émanant des forces de l'ordre, des personnels des SAMU et parfois même des ambulanciers privés, le ministère de l'Intérieur lève toute ambiguïté en répondant à une question du sénateur Jean-Louis Masson le 17 mai 2012, et confirme le caractère prioritaire des ambulances privées intervenant à la demande du SAMU :

« Au terme de l'article R-311-1 du code de la route les ambulances de transport sanitaire entrent dans la catégorie des véhicules bénéficiant de facilité de passage. [...] En revanche, lorsque les ambulances agissent à la demande du service d'aide médicale d'urgence, elles disposent des mêmes prérogatives que les véhicules d'intérêt général prioritaire. Elles peuvent dans ces circonstances, déroger à l'ensemble des prescriptions relatives aux règles de circulation édictées par le code de la route. »

L'année 2009 apporte quant à elle un nouveau cadre législatif, renforçant les dispositions réglementaires applicables aux entreprises et réorganisant l'exercice de la profession pour les années à venir. L'arrêté du 10 février abroge celui de 1990 et passe en revue l'ensemble des exigences relatives à la pratique du transport sanitaire : marquage et identification des véhicules, formation et tenues professionnelles des ambulanciers, matériel embarqué et moyens de communication obligatoires.

L'arrêté tient compte d'une nouvelle norme européenne dont le but est de normaliser les véhicules sanitaires au sein des pays européens, la norme NF EN 1789. Cette dernière impose pour l'ensemble des transports sanitaires en Europe un certain niveau d'exigence, des normes de construction et de résistance aux chocs, mais aussi une liste d'équipements médicaux indispensables. Ainsi, cohabitent en France les « catégories » du Code de la santé publique et les « types » de la norme européenne. Les Ambulances de Secours et de Soins d'Urgence (ASSU) sont alors définies comme de catégorie A / type B, les Unités Mobiles Hospitalières (UMH) des SMUR entrent dans la catégorie A / type C et les ambulances conventionnelles comme catégorie C / type A.

Une nouveauté supplémentaire réside dans la création de deux sous-types A : le type A1 et le type A2. Si le type A1 concerne les ambulances destinées à accueillir un seul patient en position allongée dont l'état de santé ne laisse pas présager qu'il peut devenir un patient en détresse, le type A2 ouvre la voie au transport allongé partagé. À l'instar du VSL, la norme EN NF 1789 prévoit la possibilité de prendre en charge plusieurs patients, allongés ou non, dans le même véhicule. Avec l'objectif premier de réduire les coûts du transport sanitaire qui ont doublé en 15 ans[37], le transport simultané de patients en ambulance est l'une des solutions les plus exploitées par nos voisins européens. Les ambulances de type A2 y sont principalement utilisées lors des transferts interhospitaliers, plus faciles à mutualiser que les transports sanitaires pour hospitalisations ou retours à domicile.

Cependant, la mise en application de la norme EN NF 1789 n'a entraîné qu'assez récemment — le 12 décembre 2017 — la modification du Code de la santé publique. Paradoxalement, l'existence, pour l'instant théorique, de ces ambulances partagées pourrait bien influencer l'évolution du métier d'ambulancier, car malgré une formation axée sur la prise en charge de l'urgence, la nécessité de trouver de nouvelles façons de transporter des patients allongés en respectant un principe d'économie pourrait mener à une focalisation des entreprises sur le transport programmé au détriment des urgences préhospitalières.

---

37 Le coût du transport sanitaire en France s'élevait à 2,3 milliards d'euros en 2003, puis à 4,6 milliards en 2017.

En attendant une harmonisation des types de sirènes utilisées dans les pays de l'Union européenne, de nombreuses expérimentations ont lieu partout en France et concernent l'emploi de la sirène sinusoïdale, dite *wail* ou américaine, sur les véhicules d'urgence et notamment des SMUR. Ce signal, réputé plus efficace que le « deux tons » traditionnel, devenu sans doute trop familier, est utilisé dans de multiples pays européens. Indéniablement conditionnés par les séries télévisées, les automobilistes sont instinctivement interpellés par cette sirène américaine et facilitent ainsi la progression des véhicules d'urgence, y compris lorsque les conditions de circulation sont particulièrement difficiles.
Si les retours d'expérience sont profondément favorables à son utilisation, d'autres pays dans le monde s'équipent de dispositifs encore plus intrusifs. C'est le cas en Amérique du Nord, où depuis la fin des années 2000, plusieurs services d'urgence médicale équipent leurs ambulances d'une sirène additionnelle à vibrations dénommée *Rumbler*, « grondeur », ou *Howler*, « hurleur » en français. Conçue pour être ressentie plutôt qu'entendue, elle permet d'atteindre plus efficacement un automobiliste au téléphone ou en train d'écouter de la musique à volume élevé dans un véhicule bien insonorisé. Pourtant, en dépit de nombreux retours positifs de la part des ambulanciers, des organisations américaines demandent son retrait en raison de l'impact potentiellement nocif des basses fréquences sur le corps humain ainsi que l'absence de données scientifiques confirmant son efficacité réelle.

Face aux défis des nouveaux modes d'interventions, ces dernières années ont démontré un intérêt grandissant pour les motos-ambulances, car les métropoles du monde entier rencontrent la même problématique : l'intensité du trafic routier. Plus maniables et plus rapides que les ambulances conventionnelles, les deux-roues motorisés sont particulièrement efficaces en milieu urbain où les embouteillages ralentissent régulièrement la progression des véhicules à quatre roues et où les zones exclusivement piétonnes deviennent de plus en plus nombreuses.

Une organisation de secouristes israéliens, *United Hatzalah*, utilisant des scooters équipés d'un sac de secours, appelés *ambucycles*, et fort d'un réseau de près de 5 000 bénévoles formés aux gestes de premiers secours, détient le délai d'intervention le plus court au monde entre l'appel du requérant et l'arrivée d'un secouriste sur les lieux : trois minutes en moyenne et une minute et demie en centre-ville. L'organisation agit sur tout le territoire en complément des ambulanciers des services d'urgence qui prennent le relais des secouristes une fois sur place.

Sur ce modèle israélien, de nombreuses expérimentations sont menées en France pour confirmer la légitimité des motos médicalisées. En dehors de quelques initiatives privées, comme *Emergency City Bike* ou *Moto-urgence 21* qui ont pu tester leurs véhicules parallèlement aux moyens habituels de différents SAMU, les Hôpitaux de Paris utilisent depuis 2014 trois motos de type Trail de 800 cm^3. Prêtées dans un premier temps par BMW puis achetées 30 000 € chacune en 2017 grâce à des financements privés, ces motos-ambulances sont équipées de matériel de réanimation et interviennent uniquement pour l'assistance médicale d'événements sportifs d'ampleur.

Le vélo représente aussi une mobilité intéressante expérimentée dans plusieurs grandes villes du monde. À Londres par exemple, le *London Ambulance Service* utilise depuis 20 ans une quinzaine de deux-roues équipés de GPS, de gyrophares et de sacoches contenant du matériel médical. Les ambulanciers de la *Cycle Response Unit* prodiguent ainsi les premiers soins six minutes en moyenne après l'appel du requérant. Ces ambulanciers réalisent une moyenne de 14 interventions quotidiennement, et dans 60 % des cas, une ambulance prend le relais pour le transport de la victime.

Rapides et efficaces, ils présentent également un aspect écologique et économique indéniable.

En France, la conception des secours centrés sur la présence nécessaire d'un médecin sur les lieux de l'intervention complique l'utilisation de deux-roues pour un usage quotidien. Ainsi, trois difficultés majeures apparaissent. Tout d'abord, la capacité d'une moto à embarquer du matériel médical est bien plus faible qu'en ambulance, car si un sac de premiers secours peut être facilement installé sur un deux-roues, ce n'est pas le cas de l'encombrant matériel médical de réanimation. La seconde difficulté réside dans les risques accrus d'accident de la route essentiellement lorsque les conditions météorologiques sont mauvaises. Enfin, ce nouveau mode d'intervention se heurte aux réticences de l'administration hospitalière qui favorise ainsi des utilisations ponctuelles aux dépens des services de secours régulier.

La pandémie de covid-19

Tout semble commencer le 8 décembre 2019, quand la Chine annonce officiellement un premier cas de contamination par un coronavirus encore inconnu. En réalité, le pays a détecté depuis le 17 novembre une virulente épidémie de pneumonie dont le premier patient, un homme de 55 ans, aurait été infecté dans la province du Hubei, en Chine centrale. En janvier 2020, le virus se propage dans tout le pays puis franchit les frontières et contamine les états asiatiques voisins. Les premiers cas confirmés hors de Chine sont signalés en Thaïlande le 13 janvier, puis au Japon le 15 janvier et en Corée du Sud le 20 janvier. Le 30 janvier, l'Organisation mondiale de la santé (OMS) prononce l'état d'urgence de santé publique internationale puis, au vu de la rapidité de propagation et de la sévérité de la maladie appelée covid-19, l'organisation estime le 11 mars que l'épidémie est désormais une pandémie présente sur tous les continents.

Partout sur la planète, c'est le début de mesures inédites dont l'objectif est de freiner la prolifération du virus et d'adapter le système de santé de chaque pays à l'arrivée massive de malades. Après avoir déclaré, le 12 mars, la fermeture des crèches, écoles, lycées et universités, l'État français impose deux jours plus tard, la fermeture des bars et des restaurants. La décision d'un confinement national est annoncée le soir du 16 mars par le président de la République, Emmanuel Macron, lors d'une intervention télévisée suivie par plus de 35 millions de téléspectateurs. C'est l'avènement d'une période exceptionnelle qui marquera à jamais les ambulanciers de toute la France.

Dans l'hexagone, trois premiers cas ont été identifiés le 23 janvier à Paris et Bordeaux. Les premières hospitalisations de patients suspectés d'être contaminés par ce nouveau coronavirus apparaissent dès février et sont confiées aux ambulanciers privés. Le premier décès sur le territoire national a lieu le 15 février puis la propagation du virus s'accélère, entraînant une augmentation exponentielle des besoins en transports sanitaires. Les ambulanciers répondent présents, mais les stocks d'équipements de protection individuelle (EPI) diminuent rapidement. Ainsi, si dans les premières semaines, les masques FFP2 sont encore largement utilisés, ils seront généralement remplacés par des masques chirurgicaux dès le mois de mars[38]. De plus, les procédures émanant du ministère des Solidarités et de la Santé pour la prise en charge des patients suspectés ou confirmés d'infection au SARS-CoV-2[39] changent quasiment quotidiennement, semant la confusion dans les consignes à observer.

Les ambulanciers privés sont alors particulièrement exposés au risque de contamination, car la promiscuité du véhicule dans lequel est prise en charge la victime et le temps passé auprès d'elle majorent indiscutablement le danger d'être infecté par le virus. Afin de limiter les contacts entre patients et ambulanciers, certaines entreprises vont investir dans des dispositifs d'isolement. Des ambulances, dont le matériel non essentiel est retiré, sont spécifiquement aménagées pour la prise en charge des malades à haut risque infectieux grâce à des enceintes de confinement installées sur les brancards ou directement suspendues au plafond de la cellule sanitaire.

---

[38] Ceci dans l'objectif de réserver le faible stock de masques FFP2 disponibles pour les situations à haut risque d'aérosolisation, comme les gestes médicaux invasifs.

[39] Ce nouveau coronavirus, initialement appelé 2019-nCoV, est renommé SARS-CoV-2 en raison de grandes similitudes avec le virus SARS-CoV, responsable du Syndrome Respiratoire Aigu Sévère (SRAS) de 2003.

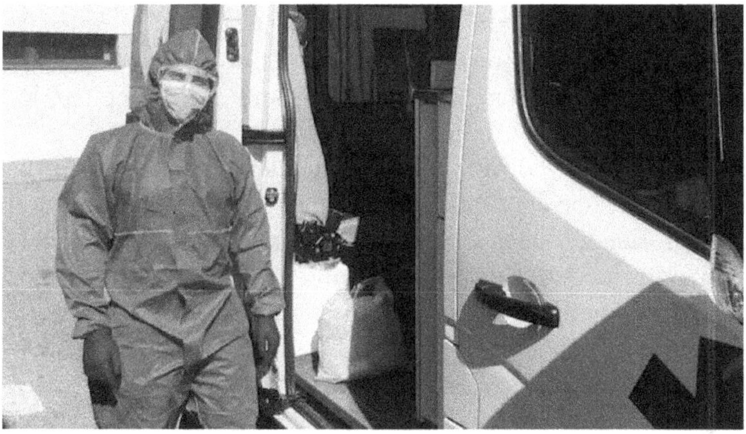

Ambulancier lyonnais pendant les premiers mois de la pandémie de covid-19 (2020)

Cependant, le rôle des ambulanciers n'étant pas immédiatement reconnu par l'État comme essentiel dans la lutte contre la pandémie, la profession ne fait pas partie de celles qui bénéficient prioritairement des équipements — en particulier des stocks de masques et de solutions hydroalcooliques — délivrés par les pharmacies aux professionnels de santé. Pour pallier ce déficit, les SAMU et ATSU de certains départements centralisent les EPI à disposition et les distribuent au compte-gouttes aux ambulanciers mandatés pour la prise en charge des victimes de l'épidémie. Néanmoins, au vu du nombre toujours grandissant de malades à prendre en charge, les stocks s'épuisent inéluctablement et les ambulanciers privés, comme les SAMU, doivent rapidement trouver d'autres solutions pour assurer leur sécurité. C'est ainsi que les surblouses et combinaisons intégrales, ordinairement prévues pour un usage unique, sont parfois lavées puis réutilisées. Des particuliers disposant d'imprimantes 3D distribuent aux soignants des montants de visière sur lesquels il suffit de fixer une feuille en plastique transparent pour obtenir un écran de protection facial. Enfin, faute de mieux, certaines entreprises se voient contraintes d'effectuer des appels aux dons dans les journaux locaux et sur les réseaux sociaux pour faire face à la pénurie de matériel.

Ce nouveau coronavirus a donc demandé à l'ensemble des ambulanciers une grande capacité d'adaptation opérationnelle, mais le manque de matériel, la rapidité de diffusion du virus, le stress des interventions, la fatigue et la crainte de contaminer un proche n'auront pas eu raison de leur professionnalisme et de leur dévouement. Cette crise sanitaire singulière a notamment permis de mettre en lumière — certes de façon éphémère — les missions des ambulanciers. La covid-19 aura ainsi marqué une évolution de l'image de la profession en révélant au grand public ses compétences et son rôle essentiel au sein du système de santé français. Habituellement ignorés, les ambulanciers sont régulièrement cités dans les médias pour leur importance stratégique dans la lutte contre la pandémie. Le président de la République évoque lui-même les ambulanciers à plusieurs reprises lors de ses allocutions télévisées et nombre de remerciements affichés aux fenêtres des Français apportent leur soutien à la profession.

Particulièrement exposés, de nombreux ambulanciers ont été victimes du virus. Certains ont été hospitalisés, parfois en réanimation, et ont souffert de séquelles persistantes plusieurs mois après avoir été infectés. Malgré les risques encourus, il n'existe toutefois aucun recensement officiel du nombre de contaminations ou de décès liés au coronavirus au sein de la communauté des professionnels de santé. Seules les statistiques de Santé publique France indiquent un total de 19 décès parmi le personnel soignant, tous survenus entre le 1er mars 2020 et mi-décembre 2020, sans préciser si des ambulanciers figurent au nombre des victimes.

Aux côtés des risques mécaniques, physiques ou psychiques afférents aux conditions de travail, le risque infectieux figure sans conteste parmi les multiples dangers auxquels sont exposés quotidiennement les ambulanciers. Pourtant, c'est bien le risque routier qui représente la première cause de mortalité dans l'exercice de leur fonction. Liés principalement à la conduite d'urgence, mais aussi au stress inhérent à la profession ainsi qu'aux mauvaises conditions météorologiques, les dangers de la route sont omniprésents et rendent l'activité de transport sanitaire particulièrement accidentogène. Si la grande majorité des accidents impliquant des ambulances ou des VSL sont sans gravité, certaines circonstances peuvent néanmoins engendrer des conséquences dramatiques.
Parmi ceux qui sont morts lors de leur exercice professionnel, citons Patrick Bougnaud, ambulancier au SMUR d'Angoulême, décédé le 31 janvier 2010. Ce jour-là, le SAMU 16 envoie une équipe médicale secourir un enfant victime d'une grave crise d'asthme. Sur la route, le Véhicule Léger Médicalisé dérape sur une plaque de verglas, effectue un tête-à-queue et s'écrase contre le mur d'une maison. Le médecin est grièvement blessé, l'infirmière plus légèrement. L'ambulancier âgé de 39 ans est évacué en urgence absolue par hélicoptère, mais succombe à ses blessures au CHU de Limoges. Pour la première fois, un professionnel de santé est décoré de la Légion d'honneur à titre posthume le 14 juin 2010 en ces termes : « *Tué dans un accident survenu dans l'accomplissement de son devoir* ».
Citons également Moussa Dieng, ambulancier privé à Besançon, mortellement poignardé le 28 août 2021 par un patient atteint de troubles psychiques, lui aussi décoré de Légion d'honneur à titre posthume le 14 mars 2022 en ces termes : « *Tué dans l'exercice de ses fonctions* ».

Et après ?

L'ambulancier d'aujourd'hui est le résultat d'une lente et profonde évolution à laquelle ont largement participé les médecins et services de santé militaires puis civils. Les siècles derniers ont entraîné des changements majeurs dans la modernisation des équipements, le développement d'un cadre législatif, mais également dans les missions confiées aux ambulanciers. Si tout métier subit nécessairement des mutations dans sa pratique au long terme, la profession ne s'est réellement organisée depuis les années 1970, évoluant d'un rudimentaire transporteur de malades à un professionnel de santé extrahospitalier effectuant près d'un million d'interventions d'urgence par an.

La création en 2007 du Diplôme d'État ainsi que la parution du décret de 2022 autorisant les ambulanciers à administrer différentes thérapeutiques sur prescription médicale, ont marqué les derniers tournants significatifs de l'histoire de la profession. Au-delà d'une légitime considération étatique, il reste maintenant à obtenir la difficile reconnaissance des ambulanciers par un système de santé qui ne semble pas discerner l'intérêt de leur implication dans la chaîne des soins. Ainsi, pourtant professionnels de santé reconnus par le Code de la santé publique, les ambulanciers ne sont pas soumis au Développement professionnel continu (DPC) et ne sont pas représentés au Haut conseil des professions paramédicales (HCPP). Cette immuable recherche de valorisation est encore aujourd'hui confrontée à la difficulté d'unifier de nombreuses entreprises privées aux activités et modes de fonctionnement très hétérogènes.

L'évolution de la formation au diplôme d'état d'ambulancier a poussé la profession à s'interroger sur son identité et a fait naître des revendications chez une partie des ambulanciers privés cherchant à conquérir le statut de spécialiste de l'urgence en s'appuyant sur l'exemple des *paramedics* anglais, suisses ou québécois. Pourtant, l'organisation des secours préhospitaliers anglo-saxons repose sur le principe d'une évacuation rapide de la victime vers une structure hospitalière, et l'organisation des secours en France est toute autre. Historiquement, les secours français privilégient depuis des décennies une stratégie de prise en charge médicale sur les lieux mêmes de l'intervention dans l'objectif de stabiliser hémodynamiquement la victime avant tout transport. Ces deux principes antagonistes sont désignés par les expressions *Scoop and run* – installer et partir — et *Stay and play* — rester et agir.

Le décès de Lady Di est révélateur de l'incompréhension qui règne entre deux pays ayant des doctrines opposées, mais profondément ancrées dans le fonctionnement de leurs secours préhospitaliers. Le 31 août 1997, peu après minuit, la princesse de Galles est victime d'un accident de la route dans le tunnel situé sous le pont de l'Alma à Paris. Encore vivante à l'arrivée des secours, elle est prise en charge par une équipe du SAMU qui tente, sur place, de stabiliser son état pendant environ une heure. Elle est ensuite évacuée vers l'hôpital de la Pitié-Salpêtrière, mais est victime d'un premier arrêt cardiaque sur la route puis d'un second après son arrivée à l'hôpital. Vers 4 heures du matin, Lady Di décède d'une hémorragie interne provoquée par la rupture de la veine pulmonaire gauche. Les experts britanniques en médecine d'urgence reprochent alors au SAMU de Paris d'être resté trop longtemps sur les lieux de l'accident et d'avoir ainsi retardé l'arrivée de Lady Di à l'hôpital, tandis que selon eux, seule une intervention chirurgicale rapide aurait pu la sauver.

Ces deux idéologies façonnent nécessairement toute l'organisation des secours et rendent ainsi incompatible la présence généralisée de secours paramédicaux en France, du moins, tant que la présence d'un médecin sur les lieux de toute urgence vitale restera systématique. C'est pourquoi cette doctrine médicocentrée n'a pas permis l'évolution des ambulanciers vers le statut de *paramedics*, le système de santé français n'y étant clairement pas adapté. Par ailleurs, malgré l'évident avantage de remotiver une partie des ambulanciers ayant un fort attrait pour l'urgence préhospitalière, et recentrer ceux qui ne souhaitent pas y participer sur des prises en charge non urgentes, cette volonté de différencier les « ambulanciers de transports programmés » des « ambulanciers d'urgences préhospitalières » reste aujourd'hui au rang de simple proposition au regard des obstacles économiques et politiques qu'elle rencontre.

Bien avant le développement des équipes paramédicales d'urgence (EPMU) françaises, la Belgique teste depuis 2006 la mise en place d'un maillon intermédiaire dans la chaîne des secours en milieu extrahospitalier, la *Paramedical Intervention Team* (PIT). Située entre les secouristes-ambulanciers et les équipes médicales des SMUR, la PIT se compose d'un ambulancier AMU[40] et d'un infirmier SISU[41] travaillant sous protocoles. La PIT est envoyée sur des situations précises ne nécessitant pas la présence d'un médecin, ou en cas de carences de SMUR. La centrale des secours dispose ainsi d'un service adapté lors des missions où les secouristes-ambulanciers ne possèdent pas les qualifications nécessaires, mais où la présence d'un médecin est inutile. Avec cette réponse graduée à l'urgence, la Belgique souhaite moderniser son activité opérationnelle,

[40] Le brevet « Aide Médicale Urgente » s'obtient en suivant une formation de 160 heures de cours et 40 heures de stages.
[41] La spécialisation infirmière « Soins Intensifs et Soins d'Urgences » s'obtient à la suite d'une quatrième année d'études.

mais également faire des économies substantielles en évitant l'envoi d'un SMUR lorsque la situation ne le nécessite pas. Pourtant, après 15 ans de fonctionnement, les PIT sont toujours en phase expérimentale et certains centres hospitaliers souhaitent mettre fin à ce projet pilote. Si l'efficacité de l'équipe n'est pas particulièrement remise en cause, c'est avant tout pour des raisons essentiellement budgétaires que l'existence des PIT est menacée. D'après le centre hospitalier EpiCURA de Baudour — qui a pris la décision de stopper le service PIT en 2018 après douze ans d'activité — les subventions de l'État ne couvrent que 40 % du coût de fonctionnement des unités. Pourtant, la création, en partenariat avec la Croix-Rouge de Belgique, d'une équipe PIT au CHU Ambroise Paré de Mons en avril 2019, atteste de l'intérêt certain de cet échelon intermédiaire des secours.

En janvier 2012, le candidat à l'élection présidentielle François Hollande dévoile un document de 40 pages dans lequel il présente ses 60 engagements de campagne. Dans sa proposition n° 19, il affirme vouloir de fixer pour chaque Français un délai maximum de 30 minutes pour accéder à une structure de soins d'urgence. À son accession à la présidence de la république quelques mois plus tard, une partie des ambulanciers voient en cette promesse électorale une porte ouverte sur une évolution de leur profession vers un exercice professionnel axé sur l'aide médicale d'urgence. Cependant, le professeur Pierre Carli, chef de service du SAMU de Paris, ferme immédiatement la porte à toute idée de paramédicalisation des soins d'urgence lors de son intervention aux Premières Assises de l'Urgence, le 13 septembre 2012 :

« Permettre à tous d'accéder en moins de 30 minutes à une prise en charge médicale nécessite donc une réflexion régionale et une organisation des effecteurs de l'Aide Médicale Urgente. La recherche de solutions dégradées, notamment paramédicales, est un faux-fuyant devant la nécessité de nouvelles organisations médicales. L'optimisation

des SMUR et surtout le développement des Médecins Correspondants de SAMU sont possibles. Ils sont le gage d'efficience et de qualité des soins. »

Pourtant, l'intervention d'infirmiers sous protocoles tend à se développer depuis de nombreuses années, notamment en s'appuyant sur les infirmiers engagés au sein des Services de santé et de secours médical (SSSM) des sapeurs-pompiers. De plus, la pénurie de médecins pourrait appuyer l'idée d'une paramédicalisation des ambulanciers privés, avec pourquoi pas, à l'instar des infirmiers de pratique avancée, une nouvelle catégorie d'ambulanciers aux compétences élargies. Certains gestes invasifs aujourd'hui réservés aux infirmiers, comme la pose d'une voie veineuse périphérique ou l'utilisation du combitube[42], pourraient hypothétiquement être autorisés sur prescription du médecin régulateur du SAMU, mais le chemin sera long pour une profession dont les acteurs sont encore généralement perçus comme des chauffeurs ou des brancardiers par une partie des soignants.

Cette difficile quête de reconnaissance est également freinée par les institutions publiques qui, elles-mêmes, rencontrent parfois des difficultés à identifier la réalité du métier d'ambulancier. Dans sa nomenclature des professions et catégories socioprofessionnelles datant de 2017, l'Institut National de la Statistique et des Études Économiques, l'INSEE, catégorise les ambulanciers publics comme privés sous la rubrique 526e : « Chauffeurs salariés de véhicules légers, habilités à transporter des malades ou des blessés. »

Malgré une qualification plus basique que les ambulanciers anglo-saxons, les ambulanciers français ont pourtant vocation à être missionnés par le SAMU pour participer à la prise en charge des urgences vitales, même si

---

42 Le combitube, largement utilisé en Amérique du Nord, remplace l'intubation orotrachéale dans la protection des voies aériennes. Son avantage repose sur sa grande facilité d'utilisation (intubation à l'aveugle sans laryngoscope) réalisable par un secouriste formé.

dans les faits, cela dépend de la volonté du SAMU territorialement compétent.

À l'opposé de leur participation à l'aide médicale d'urgence, les ambulanciers privés ont régulièrement pour missions des transports non urgents tels que des retours à domicile, des hospitalisations programmées ou des consultations régulières. C'est ce manque de dichotomie entre les transports sanitaires conventionnels et l'urgence préhospitalière qui pose les bases du combat de ces ambulanciers qui souhaitent développer de nouvelles compétences. Toutefois, face à eux, une part importante des ambulanciers privés est opposée à l'élargissement de leurs prérogatives. Il persiste ainsi, au sein même de la profession, un clivage entre une minorité de passionnés, généralement mobilisés pour obtenir une reconnaissance sociale, et une majorité sans revendication particulière hormis concernant les conditions de travail.

Cette fragmentation de la profession ne permet pas à la population de se faire une idée concrète des qualifications de l'ambulancier. Réalisée en 2013, une enquête[43] révèle que l'image de la profession est très peu structurée auprès de la population : les Français rencontrent des difficultés à se représenter les missions des ambulanciers. La présence de deux ministères de tutelle — le ministère chargé de la santé pour l'exercice professionnel et le ministère chargé des transports pour le statut salarial — contribue par ailleurs à maintenir l'ambiguïté relative à l'identité professionnelle qui reste donc très imprécise, y compris pour les autres professionnels de santé pourtant quotidiennement en contact avec les ambulanciers. Ainsi, près de cinquante ans après la reconnaissance de leur profession par la création du CCA, les ambulanciers eux-mêmes cherchent toujours à comprendre la position qu'ils occupent dans la chaîne des soins.

---

43 Enquête réalisée en septembre 2013 par Harris Interactive à la demande de la Chambre Nationale des Services d'Ambulances (CNSA).

Parallèlement aux ambulanciers privés, il existe une autre catégorie d'ambulanciers qui souffrent peut-être encore davantage du manque de reconnaissance : les ambulanciers SMUR. Longtemps considérés comme des « conducteurs ambulanciers », ces professionnels étaient jusqu'en 2022 qualifiés par la fonction publique hospitalière de personnels techniques n'ayant aucun contact avec les victimes, et non de personnel soignant. Pourtant, l'utilisation du matériel de réanimation ainsi que l'assistance aux soins relèvent du quotidien des ambulanciers SMUR et leur positionnement dans l'équipe médicale impose leur présence au contact direct des malades.

Pour remédier à cette injustice statutaire et permettre la reconnaissance de la spécificité du métier, des ambulanciers SMUR demandent la création d'une nouvelle formation diplômante accessible après l'obtention du DEA[44], à l'instar des assistants de régulation médicale qui bénéficient depuis 2019 d'une formation d'un an. Le passage de la catégorie sédentaire à la catégorie active est aussi l'une de leurs revendications ainsi que le strict respect de l'article D6121-13 du Code de la Santé publique relatif à la composition de l'équipe d'intervention d'un SMUR. En effet, depuis la création du SAMU en France, l'ambulancier fait partie intégrante de l'équipage d'un SMUR au même titre que l'infirmier et le médecin. Cependant, dans une lettre ouverte au président de la République en date du 14 juin 2019, l'Association française des Ambulanciers SMUR et Hospitaliers (AFASH) souligne le fait que certains hôpitaux ont une interprétation différente du texte :

« Malheureusement, à l'heure actuelle, presque un tiers des SMUR en France ne respecte pas la réglementation. En effet bien souvent pour

[44] Il existe une formation complémentaire au DEA pour devenir ambulancier SMUR, la Formation d'Adaptation à l'Emploi (FAE) datant de 1999. Cependant, cette formation est considérée par une majorité d'ambulanciers SMUR comme dépassée au vu de la réalité de leur quotidien.

des raisons économiques, les SMUR partent avec seulement un médecin et un infirmier. Parfois le conducteur n'est pas titulaire du diplôme d'ambulancier, car il s'agit d'un brancardier, d'un aide-soignant, qui travaille dans les structures des urgences et à qui l'on demande en cas de départ SMUR d'assurer la conduite du véhicule avec les risques que cela présente du fait de ne pas avoir eu les formations obligatoires. »

À l'instar d'autres professions de santé peu reconnues, le métier d'ambulancier est de moins en moins plébiscité par les jeunes. Malgré un temps de formation relativement court et un emploi garanti à la sortie[45], les instituts de formation d'ambulanciers ont de plus en plus de difficultés à recruter de nouveaux candidats et la crise des vocations prend dans certains départements une ampleur inquiétante. Les contraintes de l'exercice professionnel comme les horaires imprévisibles, le travail de nuit et de week-end, la charge émotionnelle ainsi que la faible attractivité salariale expliquent probablement en partie ce désamour pour le métier, mais le malaise est en réalité plus profond.

En effet, augmenter la rémunération ne suffira pas à renforcer l'attractivité de la profession, car le manque d'identité et la non-reconnaissance n'incitent raisonnablement pas les candidats potentiels à devenir ambulanciers. Une grande partie des professionnels abandonne par ailleurs la profession dans les cinq ans qui suivent l'obtention de leur diplôme et les reconversions vers d'autres professions paramédicales — pourtant aux conditions de travail quasiment similaires, comme aides-soignants ou infirmiers — sont monnaie courante. Malgré l'existence de quelques passerelles réglementaires vers d'autres formations de santé, certains opèrent un virage à 180° en quittant le domaine de la santé pour devenir électriciens, taxis ou gendarmes. Ainsi, les ambulanciers persévérant au-delà de dix ans de métier sont une exception et plus rares encore sont ceux qui atteignent l'âge de la retraite.

---

45 Le taux d'employabilité des nouveaux diplômés en métropole est proche des 100 %.

Malgré la refonte de la formation en 2022, augmentant au passage le temps d'enseignement de 630 à 801 heures, seule une réingénierie en profondeur de la formation avec la création d'un réel parcours professionnel évolutif incarnerait un élément moteur de la reconnaissance sociale et permettrait sans doute de contrer l'abandon prématuré du métier par de jeunes diplômés avec pour première conséquence la diminution de l'impressionnant *turn-over* dont sont victimes depuis des années les entreprises de transport sanitaire.

Dans la mesure où, comparée à nos voisins européens, la formation des ambulanciers français reste l'une des plus courtes, il apparaît envisageable de modifier sa durée pour la porter à un an comme le font artificiellement certains IFA avec le système de l'alternance, afin de réduire le fossé existant entre l'école et la réalité du terrain. À l'inverse du cursus en formation initiale, le temps de présence des alternants en entreprise représente d'authentiques périodes d'apprentissage et non un court passage en stage dont l'efficience est limitée. La fréquence des stages doit donc être nécessairement augmentée dans l'unique objectif de réconcilier l'instruction théorique et l'expérience du métier.

La pratique actuelle de la profession nécessite plus de compétences médicotechniques que par le passé. Depuis 2022, dans le cadre de l'aide médicale urgente, les ambulanciers ont l'autorisation, sur prescription du médecin régulateur du SAMU ou du médecin de la SMUR présente sur les lieux de l'intervention, d'administrer en aérosols, par voie orale ou par stylo auto-injecteur, des produits médicamenteux en présence d'une crise d'asthme grave, de douleurs aiguës, d'une surdose d'opiacés, d'un choc anaphylactique ou d'une hypoglycémie. La formation au DEA doit donc, à l'évidence, évoluer dans ses enseignements avec, par exemple, l'apprentissage de la méthode du bilan en ABCDE[46]. Moyen rapide et efficace d'analyser une situation critique en évaluant la victime suivant l'adage « traiter en premier ce qui tue en premier », cette méthode créée dans les années 1970 aux États-Unis est déjà une référence internationale depuis plusieurs décennies et devrait logiquement devenir la règle et ainsi remplacer — ou modifier — l'AFGSU et sa méthode en NRC[47].

Dans un tout autre registre, la spécificité des prises en charge de patients en situation d'obésité doit être, elle aussi, intégrée de manière pérenne dans la formation. La population dont l'indice de masse corporelle (IMC) est supérieur à 30 a triplé depuis 1975 et concerne 17 % des Français. Les patients dont l'IMC dépasse 40 souffrent d'importantes comorbidités [48] qui nécessitent un suivi médical régulier. Certaines entreprises ont ainsi choisi depuis quelques années d'acquérir du matériel adapté. Les patients bénéficient alors de brancards et de chaises portoirs électriques, mais également de matériel d'immobilisation élargi et renforcé. C'est à présent la formation initiale qui doit évoluer vers ces nouvelles prises en charge assurément plus techniques.

Paradoxalement, cette ouverture à de nouvelles compétences pourrait en réalité être un frein à l'entrée en formation de nouveaux candidats. Étendre et durcir l'enseignement d'un métier déjà peu attractif occasionnerait à coup sûr une baisse supplémentaire du nombre de candidats en IFA. Il est aussi difficilement concevable d'augmenter le coût et la difficulté d'une formation accessible sans condition de diplôme quand la France compte plus de trois millions de chômeurs de catégorie A[49].

---

[46] ABCDE : *Airway*, *Breathing*, *Circulation*, *Disability* et *Expose*

[47] NRC : Neurologique, Respiratoire et Circulatoire

[48] Les principales pathologies associées à l'obésité sévère sont le diabète, les maladies cardiovasculaires et les cancers.

[49] Chiffres du deuxième trimestre 2022 (catégorie A : personnes à la recherche d'un emploi sans aucune activité.)

Ainsi, rendre la formation d'ambulancier plus complexe empêcherait fatalement l'accès des personnes sans emploi à une formation rapide et abordable.

Avec d'immenses besoins en professionnels partout en France et les difficultés de recrutement rencontrées par l'ensemble des entreprises du secteur, il est impératif de rendre la formation plus attractive. Dans cette optique, mais aussi contraints par la pandémie de covid-19, les IFA modernisent peu à peu leurs formes d'apprentissage. Le *blended learning* pourrait, par exemple, avoir toute sa place dans la formation actuelle, mais peu d'instituts les introduisent dans leurs programmes. Ce mode d'apprentissage dynamique, combinant les cours à distance et en présentiel, présente pourtant un certain avantage vis-à-vis du « tout présentiel ». L'élève suit dans un premier temps une séquence de cours en ligne lui permettant d'assimiler le contenu pédagogique à son rythme, puis dans un second temps, la notion est discutée en classe en présence du formateur qui module son cours en fonction de la progression des élèves afin de s'assurer que le contenu soit maîtrisé. Cette méthode permet aux élèves d'aborder les notions de cours en toute autonomie, en fonction de leur emploi du temps personnel. Ils sont ainsi acteurs de leur formation, et non de simples spectateurs. L'intégration d'outils digitaux à la formation des ambulanciers s'avère donc indispensable et représente à l'avenir un nouveau levier d'attractivité pour les instituts de formation.

Néanmoins, si la modernisation numérique doit encore franchir la porte d'une majorité d'IFA, elle est déjà présente depuis quelques années dans le quotidien d'un petit nombre d'ambulanciers par l'intermédiaire de la télémédecine. Représentant une réponse intéressante aux défis de l'accès aux soins pour tous et soutenue par les progrès technologiques de la dernière décennie, de nombreux projets innovants voient le jour, notamment en milieu rural où l'intervention d'un SMUR peut dépasser les 30 minutes. Au sein de ces régions, où la densité médicale est faible et où augmente fatalement l'isolement des personnes âgées, les ambulanciers privés sont déjà une plus-value non négligeable dans l'urgence préhospitalière. Avec une autonomie plus importante dans la réalisation programmée ou non programmée d'examens cliniques à domicile, ils pourraient devenir un nouveau maillon dans la chaîne des soins et soulageraient indéniablement les médecins généralistes en libérant du temps médical. De l'accompagnement des patients lors d'une téléconsultation à la réalisation de véritables bilans de santé connectés, les ambulanciers privés ont un rôle à jouer dans le développement de la télémédecine en apportant leur expertise extrahospitalière et en offrant une optimisation des ressources médicales. À titre d'exemple, la réalisation — et non l'interprétation — d'électrocardiogrammes par les ambulanciers privés est possible grâce au référentiel de formation de 2022. Parmi les pionniers, le docteur Henri Delelis-Fanien, chef de service du SAMU 86, travaille depuis plusieurs années avec une vingtaine d'entreprises de transport sanitaire de la Vienne pour déployer un outil mobile de télémédecine. Il décrit les changements apportés par ce dispositif :

« Le secouriste va intervenir sur décision du centre 15. La seule chose qui va être modifiée, ça va être la façon de faire son bilan. On a la télétransmission directe d'un bilan connecté sur une tablette numérique. On peut recevoir en temps réel les données utiles pour le médecin régulateur à savoir les paramètres de la tension artérielle comme la saturation. Le secouriste peut, sur l'initiative du médecin régulateur, réaliser un électrocardiogramme si la situation lui paraît indiquée. »

Malgré l'actuel manque d'interopérabilité entre les systèmes de télémédecine embarquée et les systèmes informatiques utilisés par les établissements de soins — constituant encore un frein important au développement de l'ambulance connectée — le déploiement de la 5G devrait largement contribuer à la transformation digitale de l'urgence préhospitalière en offrant fiabilité et confort d'utilisation grâce à des débits considérablement élevés.

Ainsi, l'hyperconnectivité de demain pourrait, hors freins psychologiques, permettre l'avènement de l'ambulance autonome. Équipé de capteurs, caméras et radars, un véhicule sanitaire automatisé présenterait de nombreux avantages : diminution du temps de réaction, suppression du stress de la conduite et réduction de la fatigue entraîneraient une diminution du risque routier. Reste l'éventuelle réticence des patients, mais aussi des ambulanciers envers un système de conduite autonome ainsi que l'inévitable surcoût d'une telle ambulance en comparaison d'un modèle conventionnel avec conducteur.

De même, l'utilisation de drones de secours visant à apporter un défibrillateur aux témoins d'un arrêt cardiaque plus rapidement qu'une ambulance, représente également une alternative innovante pour faire face aux 50 000 arrêts cardiaques qui ont lieu en France tous les ans. Malheureusement, une trop petite partie de la population est formée aux gestes qui sauvent et l'utilisation, même précoce, d'un défibrillateur ne se substitue pas au massage cardiaque.

Un autre moyen d'augmenter le nombre de vies sauvées grâce aux nouvelles technologies consiste à alerter des secouristes volontaires se situant à proximité des lieux. À cet effet, trois applications mobiles gratuites sont en concurrence directe : *Sauv Life*, créée par un médecin-urgentiste du SAMU de Paris, *Permis de sauve*r, élaborée par deux sapeurs-pompiers lyonnais, et *Staying Alive*, soutenue, entre autres, par la Brigade des sapeurs-pompiers de Paris. À l'instar des numéros d'appel d'urgence, et bien que l'intention de sauver des vies soit plus que louable, il est encore une fois regrettable que les SAMU et les SDIS de France n'aient pas su se concerter pour travailler sur un même projet et développer une application unique.

Le constat est ainsi identique du côté des nombreux numéros d'urgence français[50]. L'ambitieux 112 européen — créé en 1995 sur le modèle du 911 nord-américain — devra nécessairement se substituer aux historiques 15, 17 et 18 pour s'imposer dans les prochaines années comme l'unique numéro d'urgence. Le drame survenu à Strasbourg à la fin du mois de décembre 2017, où une jeune femme de 22 ans est décédée malgré plusieurs appels aux services de secours, a relancé le débat sur l'utilité d'un numéro d'urgence unique. En effet, le rapport de l'Inspection générale des Affaires Sociales (IGAS) indique que la victime avait, pour une raison inconnue, composé en premier lieu le 17. L'opérateur de Police a alors transféré l'appel au 18 qui, après un rapide bilan, a de nouveau transféré l'appel au SAMU - Centre 15. Sur ce point, un numéro unique d'urgence aurait potentiellement permis de gagner de précieuses minutes dans le déclenchement d'un moyen de secours.

Dans un autre rapport d'octobre 2018, l'IGAS recommande d'ailleurs la fusion des trois numéros d'urgences historiques en un seul. Fin 2019, un rapport remis par le député et médecin Thomas Mesnier ainsi que par le professeur Pierre Carli, préconise la mise en place d'un nouveau numéro « santé », le 113, avec pour vocation de remplacer le 15 tout en conservant le 112 pour contacter les sapeurs-pompiers et les forces de l'ordre. Mais en raison du manque de consensus au sein même des acteurs concernés, la création de ce énième numéro d'urgence est largement rejetée[51] par l'Assemblée nationale en décembre 2020 à l'occasion du vote actant la mise en place du service d'accès aux soins (SAS). Il est néanmoins certain que peu importe le numéro, la mutualisation des services de police, de secours médicaux et d'incendie apparaît indispensable pour faire face aux enjeux opérationnels et économiques de demain. Selon

---

[50] La France est le pays européen ayant le plus de numéros d'urgence : 15, 17, 18, 112, 114, 115, 119, 191, 196 et 197.

[51] La suppression du numéro 113 est adoptée à 176 voix contre 21.

les estimations de la Fédération nationale des sapeurs-pompiers de France, la mise en place de plateformes départementales communes entre le 15, le 17 et le 18 pourrait permettre d'économiser près de 100 millions d'euros par an en charge de fonctionnement.

Dans un environnement en pleine mutation où les services publics traquent les moindres économies, les entreprises de transport sanitaire devront plus que jamais faire preuve d'adaptation. Depuis le 1er octobre 2018 et l'entrée en vigueur de l'article 80 de la Loi de financement de la Sécurité Sociale 2017, tout transport d'un patient hospitalisé n'est plus facturable à l'Assurance Maladie, mais à l'établissement prescripteur. Dans ce contexte, les contrats de prestations et procédures de marché public des établissements de santé se sont multipliés, favorisant mécaniquement les grandes entreprises au détriment des plus modestes. Pour survivre, ces petites structures cherchent à mutualiser leurs moyens et sont fréquemment contraintes de recourir aux plateformes de commandes en ligne ou de se rassembler en groupements d'intérêt économique pour rester concurrentielles et espérer remporter un marché d'appels d'offres. L'arrivée de nouveaux acteurs comme de grands groupes de transport public, de réseaux de cliniques ou encore de mutuelles aux moyens financiers importants, a également contribué ces dernières années au bouleversement du paysage économique en phagocytant lentement, mais inexorablement les petites entreprises familiales d'antan. Le *numerus clausus* départemental paralysant toute croissance en interne, le développement des entreprises ne peut se réaliser qu'en faisant l'acquisition d'autres sociétés. Ainsi, avec la généralisation de l'internet mobile haut débit et des systèmes de géolocalisation des véhicules, l'apparition de ses géants aux flottes surdimensionnées dans un écosystème depuis toujours constitué de milliers de petites entreprises fait craindre à certains une « uberisation » du transport sanitaire, avec à la clef, un monopole national de quelques grandes entreprises, et surtout la disparition du libre choix du transporteur sanitaire pour les usagers, au profit des établissements de soins.

C'est pourquoi, au-delà des divergences de points de vue, les ADRU et ATSU auront un rôle majeur à jouer en relevant l'exploit de fédérer d'un côté de très petites entreprises, et de l'autre d'importants réseaux salariant des centaines d'ambulanciers. Pour cela, ces structures peuvent s'appuyer sur le concours d'ambulanciers partageant un projet commun de défense de la profession, tel que le Collectif ambulancier des transports sanitaires et d'urgences de France (CATSUF), la Fédération nationale des techniciens ambulanciers urgentistes (FNTAU) ou encore l'Association française des ambulanciers SMUR et hospitaliers (AFASH), car les défis futurs sont immenses : modernisation des pratiques, refonte intégrale de la formation initiale, renforcement de l'attractivité, revalorisation salariale, rationalisation de la participation à l'aide médicale urgente, mais également reconnaissance sociale et professionnelle seront au cœur des prochaines évolutions du métier d'ambulancier.

Conclusion

Dans un monde toujours plus digitalisé aux informations accessibles en un clic, le patrimoine ambulancier reste pourtant peu familier pour les professionnels d'aujourd'hui. Faute à un métier récent dans sa forme qu'on lui connaît et dont l'évolution s'est réalisée avec une certaine autonomie vis-à-vis des personnels de santé hospitaliers. Néanmoins, pour qui sait regarder cette histoire si riche et multiforme, elle délivre en filigrane une mine d'enseignements pour comprendre les origines d'une profession qui s'est en partie construite de manière empirique.

Héritière des tentatives de transports de blessés au cours des derniers siècles et à présent sortie de l'adolescence, elle doit se métamorphoser en une structure générale plus mature, plus moderne, plus efficiente. Bien que surannée, l'image de l'ambulancier en blouse blanche dans sa Citroën DS semble parfois encore ancrée dans l'inconscient collectif. Avec l'allongement de l'espérance de vie, la politique de maintien à domicile et la baisse de la démographie médicale, les besoins croissants en transports sanitaires, urgents ou non, assurent désormais la légitimité d'une redéfinition du métier et de sa représentation auprès de la population. Dans cet objectif, l'ambulancier doit d'abord être conforté en tant que professionnel de santé, car avec le temps, il est devenu incontestable que son expertise va bien au-delà de l'accompagnement régulier d'un malade chronique ou d'un simple transport vers un service d'urgence.

En concourant à la permanence des soins et à la prise en charge des urgences préhospitalières, près de 60 000 ambulanciers assurent aujourd'hui en France une présence jour et nuit, tous les jours de l'année. Si la lutte contre la covid-19 a permis à la population de prendre conscience de l'importance de la mission des ambulanciers, la reconnaissance de ce statut de soignant par les autres professions de santé et le développement d'une formation davantage adaptée aux besoins de la population semblent nécessaires pour valoriser l'activité du transport sanitaire et tendre vers une profession aux valeurs emblématiques. Qu'y a-t-il de plus encourageant que la vision de jeunes recrues s'épanouissant dans une discipline où les contraintes n'ont d'égales que le sentiment d'utilité ?

Accompagner régulièrement une personne dialysée, rapatrier un accidenté de la route, soulager un souffrant ou tout simplement sauver une vie, avec humilité et bienveillance, voilà les raisons d'être de l'ambulancier d'hier et de demain. Parions que l'avenir, un jour, lui apporte la reconnaissance qu'il mérite.

Lexique

ABCDE	*Airway, Breathing, Circulation, Disability, Expose*
ADF	Association des dames françaises
ADRU	Association départementale de réponse à l'urgence
AFASH	Association française des ambulanciers SMUR et hospitaliers
AFGSU	Attestation de formation aux gestes et soins d'urgences
AFPS	Attestation de formation aux premiers secours
AFS	*American Field Service*
ANCESU	Association nationale des CESU
ASSU	Ambulance de secours et soins d'urgence
ATSU	Association des transports sanitaires urgents
BNS	Brevet national de secourisme
CATSUF	Collectif Ambulancier des Transports Sanitaires et d'Urgences de France
CCA	Certificat de capacité d'ambulancier
CESU	Centre d'enseignement des soins d'urgences
CHU	Centre hospitalier universitaire
CODAMUPS-TS	Comités départementaux de l'aide médicale urgente, de la permanence des soins et des transports sanitaires
CRRA	Centre de réception et de régulation des appels
DA	Diplômé d'ambulancier
DEA	Diplôme d'état d'ambulancier
DGS	Direction générale des soins
DPC	Développement professionnel continu
FAE	Formation d'adaptation à l'emploi
FAU	*Friends' Ambulance Unit*
FNTAU	Fédération Nationale des Techniciens Ambulanciers Urgentistes
GMUR	Groupe mobile d'urgences et de réanimation
HCPP	Haut conseil des professions paramédicales
IGAS	Inspection générale des affaires sociales
INSEE	Institut national de la statistique et des études économiques
IFA	Institut de formation d'ambulanciers
PIT	*Paramedical Intervention Team*
SAMU	Service d'aide médicale urgente
SANA	Section automobile nord-africaine
SAS	Section automobile sanitaire
SAS	Service d'accès aux soins
SASR	Section automobile sanitaire régionale

SCOTS	Sous-comité des transports sanitaires
SMUR	Service (puis « Structure ») mobile d'urgences et de réanimation
SSA	Section sanitaire automobile
SSA	Section sanitaire américaine
SSBM	Société de secours aux blessés militaires
SSSM	Service de santé et de secours médical
UFF	Union des femmes de France
UMH	Unité mobile hospitalière
VSAB	Voiture (puis « Véhicule ») de secours aux asphyxiés et aux blessés
VSL	Véhicule sanitaire léger

Références bibliographiques

Kelley Lawrence, *Les guerres préhistoriques*, 2009.
Bardinet Thierry, *Les papyrus médicaux de l'Égypte pharaonique*, 1995.
Homère, *Illiade*, - 800.
Hippocrate, *Traité des maladies*, - 400.
Tite-Live, *Histoire romaine – LII.*
Philipsborn Alexander, *La compagnie d'ambulanciers "parabalani" d'Alexandrie*, 1950.
Végèce, *Traité de la chose militaire*, - 400.
Charles Lavauzelle, *Histoire de la médecine aux armées, Tome 1 : de l'antiquité à la révolution*, 1982.
Onosandre, *Stratêgikos*, Ier siècle apr. J.-C.
Mounier-Kuhn Alain, *Les blessures de guerre et l'armement au Moyen Âge dans l'Occident latin*, 2000.
Mémorial portatif de chronologie, d'histoire industrielle, d'économie politique, de biographie, 1829.
Mémoires de littérature, tirés des registres de l'académie royale des inscriptions et belles-lettres, 1771.
Demurger Alain, *Les Hospitaliers, de Jérusalem à Rhodes, 1050-1317*, 2013.
Galimard Flavigny Bertrand, *Histoire de l'ordre de Malte*, 2006.
Elisséeff Nikita, *Nûr ad-Dīn - Tome III : Un grand prince musulman de Syrie au temps des croisades*, 1967.
Dr Kuehl Alexander E., *Prehospital Systems and Medical Oversight*, 2002.
Dr Ciottone Gregory R., *Disaster Medecine*, 2006.
Montandon Alain, *Lieux d'hospitalité : hospices, hôpital, hostellerie*, 2001.
Cochin Augustin, *Le service de santé des armées avant et pendant le siège de Paris*, 1870.
Imbert Jean, *Le droit hospitalier de l'Ancien Régime*, 1993.
André Soubiran, *Le baron Larrey : Chirurgien de Napoléon*, 1966.

Jost Bertrand, *Vicissitudes militaires, Tome 1 : Grandeur et Déchéance*, 2010.
Sandeau Jacques, *Revue du Souvenir Napoléonien*, 2004.
Vesselle Benoît, *Histoires des sciences médicales - Amputation et appareillage du membre inférieur pendant la Révolution et l'Empire*, 2014.
Triaire Paul, *Dominique Larrey et les campagnes de la Révolution et de l'Empire*, 1902.
Dr Lecointe Joudan, *La santé de Mars, ou moyens de conserver la santé des troupes…*, 1792.
Dr Milleliri Jean-Marie, *Médecins et soldats pendant l'expédition d'Égypte (1798-1799)*, 2000.
Larrey Dominique-Jean, *Mémoires de chirurgie militaire, et campagnes*, 1812.
Barrier Geneviève, *La vie entre les mains*, 1992.
Wauthoz Henri, *Les ambulances et les ambulanciers à travers les siècles*, 1906.
Gazette médicale de Paris, troisième série, n° 30 du 29 juillet 1854.
Schroeder-Lein Glenna R., *The Encyclopedia of Civil War Medicine*, 2008.
Bayliss Mary Lynn, T*he Dooleys of Richmond*, 2017.
Dr. Barnes Joseph K., *Medical and Surgical History of the War of the Rebellion - Partie 3, Volume 2 : Surgical History*, 1883.
Trépardoux Francis, *Revue d'Histoire de la Pharmacie n°349 : Henri Arrault, précurseur de la convention de Genève, promoteur des ambulances volantes et ami de George Sand*, 2006.
Des Cilleuls Jean, *Revue d'Histoire de la Pharmacie n° 122 - Un des précurseurs de la convention de Genève (1864) : le pharmacien Henri Arrault*, 1948.
Gazette médicale de Paris, quatrième série, n° 09 du 2 mars 1872.
Schweitzer Sylvie, *Les femmes ont toujours travaillé*, 2002.
Desjardins Arthur, *Conférence « La Croix Rouge et l'Association des Dames françaises »*, 1898.
Dr Duchaussoy Auguste, *L'Association des Dames Françaises*, 1897.

Maggio Rosalie & Dordier Marcel, *Marie Marvingt : la femme d'un siècle*, 1991.
Russell Shahan, *Marie Marvingt : An incredible overachiever in World War One and beyond*, 2017.
International Review of the Red Cross, Vol. 13, n°154, octobre 1931.
Ministère indien de l'Information et de la Radiodiffusion, *The Collected Works of Mahatma Gandhi, Vol. 5,* 1994.
International Review of the Red Cross, Vol. 10, N° 108, Mars 1970.
Goulet Denis & Gagnon Robert, *Histoire de la médecine au Québec,* 2014.
Sultana Selima & Weber Joe, *Minicars, maglevs, and mopeds : Modern modes of transportation around the world*, 2016.
Bell Ryan C., *The ambulance : a history*, 2009.
Oshinsky David, *Bellevue: three centuries of medicine and mayhem at America's most storied hospital*, 2016.
Barkley Katherine T., *The Ambulance: The Story of Emergency Transportation of Sick and Wounded Through the Centuries,* 1978.
Beebe Richard & Myers Jeff, *Professional Paramedic, Volume I: Foundations of Paramedic Care*, 2009.
Air & Surface Transport Nurses Association (ASTNA), *Patient Transport : Principles & Practice*, 5e édition.
Dr Goniewicz Mariusz, *Effect of Military Conflicts on the Formation of Emergency Medical Services Systems Worldwide*, 2013.
Kennerk Barry, *The Peeler's Notebook*, 2019.
Bouchet Ghislaine, *Le Cheval à Paris de 1850 à 1914*, 1993.
Dr Nachtel Henri, *L'Organisation à Paris d'ambulances urbaines analogues à celles des grandes villes d'Amérique ; premiers secours aux malades et blessés tombés sur la voie publique, dans les ateliers, usines, etc.*, 1884.
Statuts des *Ambulances Urbaines, secours aux blessés civils ou militaires en temps de paix et en temps de guerre*, 1893.
Gazette médicale de Paris, septième série, n° 29 du 21 juillet 1888.

Gazette médicale de Paris, onzième série, n° 40 du 7 octobre 1899.
Thierry Henry, *Annales des services techniques d'hygiène de la Ville de Paris*, 1921.
Dr Mauriac Émile, *La Société des ambulances urbaines de Bordeaux, son organisation et son fonctionnement*, 1890.
Gazette médicale de Paris, onzième série, n° 40 du 1er octobre 1898.
Larcan Alain & Ferrandis Jean-Jacques, *Le service de santé aux armées pendant la Première Guerre mondiale*, 2008.
Comité d'histoire du service de santé, *Histoire de la médecine aux armées, Tome 3*, 1987.
Ferrandis Jean-Jacques, *Histoire des sciences médicales – Le Service de santé durant la Bataille de Verdun*, 2002.
Bernard Michel, *Les Forêts de Ravel*, 2015.
Smith Dave, *Disney A to Z : The Official Encyclopedia (5th Edition)*, 2016.
Leleux Charles, *Feuilles de route d'un ambulancier*, 1915.
Archives municipales de Lyon
Brunard Alain, *Marie Curie, une femme sur le front*, 2014.
Vallaud Pierre, *14-18, la Première Guerre mondiale*, 2004.
De Wolfe Mark A., *The Harvard Volunteers In Europe ; Personnal Records Of Experience In Military, Ambulance, And Hospital Service*, 2016.
De Chalendar Hervé, *Journal L'Alsace : Sur les traces de Richard Nelville Hall*, édition du 6 novembre 2015.
Stevenson William Y., At the Front in a Flivver, 1917.
Sheahan Henry, *A Volunteer Poilu*, 1916.
Édouard Dommen, *Les Quakers*, 1990.
Aviation, Space, & Environmental Medicine, *To Pop A Balloon : Air Evacuation During The Siege of Paris, 1870*, octobre 1988.
Dr Cot Charles, *Les asphyxies en temps de paix et en temps de guerre*, 1931.
Vauvillier François & Touraine Jean-Marie, *L'automobile sous l'uniforme*, 1992.

Damase Jean, *La soldate*, 1943.
Cuvillier Solange, *Tribulations d'une femme dans l'Armée française,* 1991.
Nelley Christiane, *Les ambulancières dans la bataille 1940-1945*, 1994.
Lefort-Rouquette Suzanne, *Des ambulancières dans les combats de la libération,* 2005.
Massu Suzanne, *Quand j'étais Rochambelle*, 2000.
Monsuez Jean-Jacques, *Les sections sanitaires automobiles féminines*, 2007.
Miot Claire, *Combattantes sans combattre ? Le cas des ambulancières dans la Première armée française (1944-1945)*, 2013.
Dr Nyiszli Miklós, *Auschwitz : A Doctor's Eyewitness Account*, 2011.
Maynial Philippe, *Madeleine Pauliac, l'insoumise*, 2019.
Marec Yannick, *Accueillir ou soigner ? L'hôpital et ses alternatives du Moyen Âge à nos jours,* 2007.
Dr Jean-Pierre de Mondenard, *Les grandes premières du Tour de France*, 2013.
Pr Arnaud Marcel, *Les blessés de la route*, 1961.
Robert Belleret, *Piaf, un mythe français*, 2013.
Dr Catala Fabien, *Histoire de la médecine d'urgences (Actualité et Dossier en Santé publique n° 52)*, 2005.
Seytre Bernard & Shaffer Mary, *Histoire de l'éradication de la poliomyélite*, 2004.
Bellu Serge, *Histoire mondiale de l'automobile*, 1998.
Peneff Jean, *L'Hôpital en urgence*, 1992.
La Revue des SAMU, 2005.
The American Journal of Diseases of Children, mai 1964.
Wanecq Charles-Antoine, Mémoire de recherche : *Le 15 contre le 18, Histoire de l'urgence médicale (1965-1979)*, 2018.
Moulin Arthur, *Rapport n° 59 fait au nom de la Commission des Affaires sociales sur le projet de loi relatif à l'aide médicale urgente et aux transports sanitaires*, 1985.
Chambre Nationale des Services d'Ambulances, *Livre blanc*, 2018.

Dr Morel Sylvie, *De transporteurs à soigneurs ? Vers une segmentation du travail des ambulanciers privés français*, 2018.
Pr Carli Pierre, *Les 1ères Assises de l'Urgence - Les effecteurs médicaux d'urgence*, 13 septembre 2012.
Ministère de la Santé et des Sports, *Organisation de la réponse ambulancière à l'urgence pré-hospitalière - Référentiel commun*, 9 avril 2009.
www.legifrance.gouv.fr
www.isrealrescue.org
www.who.int
www.inserm.fr
www.santepubliquefrance.fr

Crédits des photographies et illustrations

p. 20 : Wisi eu, *Musée d'Archéologie de Saint-Raphaël*, 2019
p. 24 : Veleius
p. 35 : Girodet, 1829
p. 36 : *United States National Library of Medicine*
p. 38 : Charles Louis Müller
p. 44 : Antoine-Jean Gros
p. 52 : inconnu, entre 1850 et 1860
p. 56 : inconnu, début du XXe siècle
p. 60 : *Museum of the City of New York*, 1895
p. 63 : *Wiener Freiwilligen Rettungs-Gesellschaft*,1906
p. 72 : *Médiathèque de l'architecture et du patrimoine*, 1917
p. 77 : Celette, 2017
p. 79 : *Médiathèque de l'architecture et du patrimoine*, 1917
p. 80 : Harry C. Ellis, 1917
p. 81 : *L'aéronautique magazine*, 1921
p. 92 : J.E
p. 99 : *Science Museum Groupe of London*
p. 103 (haut) : Klaus Nahr, 2015
p. 103 (bas) : Andrew Bone, 1981
p. 105 : inconnu
p. 111 : Jean-Pierre Viatge, 2013
p. 119 : Léo R. Schwartz, années 1970
p. 141 : Romaric Bardet, 2020

Table des matières

Structures éditoriales du groupe L'Harmattan

L'Harmattan Italie
Via degli Artisti, 15
10124 Torino
harmattan.italia@gmail.com

L'Harmattan Hongrie
Kossuth l. u. 14-16.
1053 Budapest
harmattan@harmattan.hu

L'Harmattan Sénégal
10 VDN en face Mermoz
BP 45034 Dakar-Fann
senharmattan@gmail.com

L'Harmattan Cameroun
TSINGA/FECAFOOT
BP 11486 Yaoundé
inkoukam@gmail.com

L'Harmattan Burkina Faso
Achille Somé – tengnule@hotmail.fr

L'Harmattan Guinée
Almamya, rue KA 028 OKB Agency
BP 3470 Conakry
harmattanguinee@yahoo.fr

L'Harmattan RDC
185, avenue Nyangwe
Commune de Lingwala – Kinshasa
matangilamusadila@yahoo.fr

L'Harmattan Congo
219, avenue Nelson Mandela
BP 2874 Brazzaville
harmattan.congo@yahoo.fr

L'Harmattan Mali
ACI 2000 - Immeuble Mgr Jean Marie Cisse
Bureau 10
BP 145 Bamako-Mali
mali@harmattan.fr

L'Harmattan Togo
Djidjole – Lomé
Maison Amela
face EPP BATOME
ddamela@aol.com

L'Harmattan Côte d'Ivoire
Résidence Karl – Cité des Arts
Abidjan-Cocody
03 BP 1588 Abidjan
espace_harmattan.ci@hotmail.fr

Nos librairies en France

Librairie internationale
16, rue des Écoles
75005 Paris
librairie.internationale@harmattan.fr
01 40 46 79 11
www.librairieharmattan.com

Librairie des savoirs
21, rue des Écoles
75005 Paris
librairie.sh@harmattan.fr
01 46 34 13 71
www.librairieharmattansh.com

Librairie Le Lucernaire
53, rue Notre-Dame-des-Champs
75006 Paris
librairie@lucernaire.fr
01 42 22 67 13

www.ingramcontent.com/pod-product-compliance
Lightning Source LLC
LaVergne TN
LVHW021214061026
849535LV00008B/2737